编委会

主　编

陈填烽

副主编

贺利贞　刘　婷　马　丽　许利耕
赖浩强　陈　樑　黄　炜

编　委

李海伟　陈义康　林　颢　赵建夫
汪金林　朱雪琼　熊祖双　范存东
邓志勤　李英华　尤媛媛　喻　波

广州市科学技术协会、广州市合力科普基金会扶持出版

硒科学系列

微量元素硒：
健康守护者

主　编　陈填烽

副主编　贺利贞　刘　婷　马　丽　许利耕
　　　　赖浩强　陈　樑　黄　炜

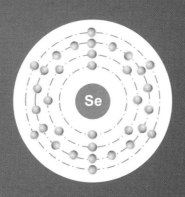

Selenium
Health Guardian

 暨南大学出版社
JINAN UNIVERSITY PRESS

中国·广州

图书在版编目（CIP）数据

微量元素硒：健康守护者 / 陈填烽主编；贺利贞
等副主编. -- 广州：暨南大学出版社，2024. 12.
（硒科学系列）. -- ISBN 978-7-5668-4044-8

Ⅰ. R151.2

中国国家版本馆 CIP 数据核字第 2024PY4800 号

微量元素硒：健康守护者

WEILIANG YUANSU XI：JIANKANG SHOUHUZHE

主　编：陈填烽

副主编：贺利贞　刘　婷　马　丽　许利耕　赖浩强　陈　樑　黄　炜

出 版 人：阳　翼

策　　划：黄圣英　梁月秋

责任编辑：颜　彦　詹建林

责任校对：刘舜怡　陈慧妍

责任印制：周一丹　郑玉婷

出版发行：暨南大学出版社（511434）

电　　话：总编室（8620）31105261

　　　　　营销部（8620）37331682　37331689

传　　真：（8620）31105289（办公室）　37331684（营销部）

网　　址：http：//www. jnupress. com

排　　版：广州市新晨文化发展有限公司

印　　刷：深圳市新联美术印刷有限公司

开　　本：787mm×1092mm　1/16

印　　张：14. 25

字　　数：230 千

版　　次：2024 年 12 月第 1 版

印　　次：2024 年 12 月第 1 次

定　　价：88. 00 元

前　言

　　硒是人体必需微量元素，对人体的生命活动起着至关重要的作用，与人的生存和健康息息相关。我国对硒的认识经历了一个与疾病作斗争的长期实践过程。经过流行病学研究发现，缺硒与40多种慢性疾病的发生发展密切相关，而通过科学合理补硒可以降低某些癌症和慢性病的发病风险。同时，硒也是一把双刃剑，低剂量硒作为人体必需微量元素通过调控机体25种硒蛋白发挥多种生物学效应，但是高剂量硒在机体累积过量会导致硒中毒。因此普及硒与人体健康的科学知识，实现科学补硒迫在眉睫。

　　本书"认识硒"部分详细介绍硒元素的发现、命名与研究历程，以及硒在大自然和人体中存在的形态与分布；分析硒的不同化学形态在生命体发挥生物学效应的差异性，以及25种硒蛋白在人体中的分布和功能；系统介绍硒的重要性、安全性、安全阈值以及生理学的功效等。

　　"了解硒"部分全面阐明硒与各种疾病发生发展的关系，及其发挥生物学效应的潜在作用机制。硒作为人体必需微量元素，主要是通过转化成硒代半胱氨酸进而调控硒蛋白发挥广泛的生物学功能，如抗氧化、抗肿瘤、抗病毒及抗炎等。硒在防治疾病中所起的重要作用已经被大量的流行病学、临床前和临床干预研究的结果所验证。世界各地众多临床干预试验都证实了硒在40多种疾病的化学预防中所起的重要作用。总体而言，硒蛋白在癌症、神经退行性病变、免疫的启动和增强以及免疫调节中起着重要作用。因此，对硒科学认识的普及将有利于提高全民健康意识，减少疾病的发生发展以及其所带来的社会经济负担。

　　"科学补硒"部分对如何科学补硒、哪些人群需要补硒、补多大剂量、补哪种形式的硒等相关问题进行讨论。我国是一个严重缺硒大国，从东北三省起斜穿至云贵高原，存在一条低硒地带，占国土面积的72%，其中30%为严重缺硒地区。缺硒区域涵盖中国22个省市区，导致大面积缺硒的国情。我国有2/3的人口因膳食结构中硒含量不足而造成人体长期处于低硒状态，甚至出现疾病，这也是我国居民缺硒的首要原因。这些缺硒地区的居民人均每日硒摄入量远低于世界卫生组织推荐的硒摄取量，由于长期缺硒，在我国东北往西南的缺硒地带上，出现了两种由于膳食营养结构中缺硒引起的地方性疾病：克山病和大骨节病。硒元素在我国分布不均导致人们的硒摄入量存在较大差异，这与我国居民健康息息相关。而国人对硒相关科学知识，以及硒对人体健康的重要性知之甚少。自 2005 年全国补硒工作会议在人民大会堂隆重召开以来，我国便开始重视硒与健康问题，此次会议向全社会发出倡议：全民补硒，刻不容缓。自 2013 年起，每年 5 月 17 日是全民科学补硒日，旨在号召全民科学补硒，提高生命质量，享受健康人生。根据《中国居民膳食营养素参考摄入量（2023 版）》公布的最新数据，12 岁以上青少年及成年人每日摄入 60μg 的硒即可满足机体正常生理需要；孕妇和乳母每日膳食硒的推荐摄入量分别为 65μg 和 78μg；儿童根据其生长发育特点和对硒的营养需求不同，硒的每日推荐摄入量有所不同，1~3 岁、4~6 岁、7~8 岁、9~11 岁儿童的硒每日推荐摄入量分别为 25μg、30μg、40μg 和 45μg。而合理、科学、健康的硒营养干预是预防疾病的必由之路。但硒科学的普及还需要进一步的规范化、扩大化和通俗化。因此，科学补硒，积极推广硒科普势在必行。

本书旨在向公众普及硒科学的相关知识，让更多人了解硒在预防疾病中的作用，提升公众健康意识，提高全民科学认识。希望实现人们"像补碘一样重视补硒"这一认知目标，为人类健康作出应有的贡献。同时，也可为生命科学、医学、药学等领域专业人士全面了解硒以及开展硒与健康科学相关研究提供有益借鉴。

编　者

2024 年 6 月

目　录

Contents

第一编

认识硒

本部分内容详细介绍硒元素的发现、命名与研究历程，以及硒在自然界和人体中存在的形态与分布；分析硒的不同化学形态在生命体发挥生物学效应的差异性，以及 25 种硒蛋白在人体中的分布和功能；系统介绍硒的重要性、安全性、安全阈值以及生理学的功效等。

扫码观看本编导读

硒元素是如何被发现的
- 硒的发现
- 硒的命名
- 硒的化学性质
- 硒的应用

硒元素的认识与研究历程

国内外对硒认识的转变

硒在自然界中的分布和循环及其影响因素

硒元素的发现与认识

硒在自然界中的存在形式
- 无机硒
- 有机硒

硒在世界范围内的分布情况

我国划分的硒分布土壤等级
- 严重缺硒地区
- 缺硒地区
- 变动区
- 正常区

我国硒矿分布情况

```
硒在人体中的
  形态与分布 ┐
              ├─ 硒在人体中以什么形态存在 ─┬─ 含硒氨基酸及合成过程
              │                            ├─ 硒蛋白及合成过程
              │                            └─ 硒蛋白的分类与功能
              │
              ├─ 人如何吸收、代谢硒 ───────┬─ 硒的吸收过程
              │                            ├─ 硒的转化过程
              │                            └─ 硒的排泄过程
              │
              ├─ 人体中的硒如何分布 ───────┬─ 人体中硒的分布
              │                            └─ 人体中硒分布的影响因素
              │
              └─ 摄入的硒在人体内能存在多久 ┬─ 人体中硒的半衰期
                                            └─ 影响硒半衰期的因素


人体对硒的
 需求与平衡 ┐
             ├─ 人体缺硒会引发什么问题 ──┬─ 克山病的发现与认识
             │                          └─ 大骨节病的发现与认识
             │
             ├─ 人体硒过量会引发中毒吗
             │
             └─ 如何防止硒中毒 ─────────┬─ 控制硒的摄入量
                                         ├─ 选择优质的硒补充剂
                                         ├─ 根据需要补充硒
                                         └─ 避免暴露于硒过量的环境中
```

一、硒元素的发现与认识

（一）硒元素是如何被发现的

1. 硒的发现

1817 年，瑞典一家濒临破产的化工厂在制取硫酸的过程中，产出了一种红色淤泥。化学家永斯·雅各布·贝采利乌斯（Jöns Jakob Berzelius）通过焙烧该红色淤泥意外得到一种沉积物。尽管有人认为这种物质是碲[①]（tellurium，人类发现的首个稀散元素[②]），但贝采利乌斯并不这么认为。因为制取硫酸的矿石都来自距斯德哥尔摩市（Stockholm）西北约 160 千米的法隆镇（Fahlun），而此地在这之前并没发现碲的存在。在空气中，该物质经不同处理得到不同产物，如自然分解后是黑色晶体，缓慢冷却熔融后是灰色晶体，经还原后是橙色无定形态产物。其外观形态与碲不同，碲是一种银灰色晶体，有金属光泽，质脆；非晶体碲则是一种黑色粉末。因此，贝采利乌斯认为这是一种新的物质，于是经过反复实验，不断化验分析，最终在 1817 年确定这是一种新的元素，并命名为 selenium。硒之所以被称为稀散元素是因为它在地壳中的分布相对较少，仅约为 0.05 ppm（ppm 为百万分率，无量纲量单位，通常用来表示固体中成分的含量），是地壳中相对稀有的元素。其含量极低，仅为 1ppb（十亿分之一，1ppb 为 1ppm 的千分之一），与黄金和铂金的丰度相当。

[①]　碲是一种准金属，元素符号为 Te，原子序数为 52，原子质量为 127.6。1782 年由德国矿物学家米勒·冯·赖兴施泰因（F. J. Müller von Reichenstein）发现。

[②]　1922 年，著名地球化学家维尔纳茨基首次提出稀散元素的概念，泛指自然界中含量低（一般为 $10^{-9} \sim 10^{-6}$），且以分散状态存在，很少形成独立矿物的一类元素。依据《矿产资源工业要求手册》（2014 年修订本）分类，稀散元素矿产包含镓（Ga）、锗（Ge）、硒（Se）、铟（In）、碲（Te）、铼（Re）、铊（Tl）和镉（Cd）。

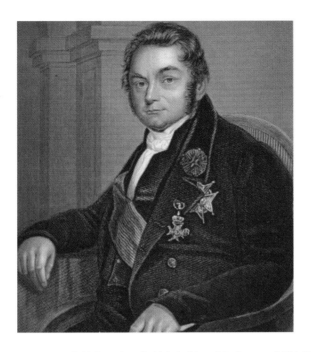

图 1 - 1 　硒元素的发现者：化学家永斯·雅各布·贝采利乌斯

2. 硒的命名

由于硒的性质与碲相似，且碲的命名来源于 Tellus（拉丁语中指地球，罗马神话中是大地母亲的名字），贝采利乌斯希望为这种新元素找到一个与碲相对应的、具有相似文化背景的名字。最终他选择了希腊神话中的月亮女神 Selene① 之名来命名这种新稀散元素。Selene 与代表地球的 Tellus 形成对应关系，象征着硒与碲的"姊妹关系"。也许出乎贝采利乌斯意料，他的这一命名，巧合地暗示着硒的功能就像月亮一样带有两面性，月盈使事物蓬勃壮大，而月亏则妨碍事物发展。

---

① 取希腊语中的"月亮（selence）"之意。

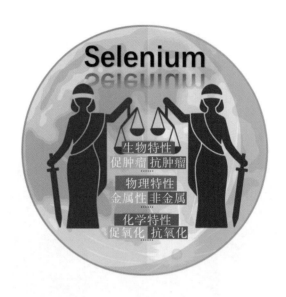

图1-2　古希腊神话"月亮女神"

3. 硒的化学性质

化学家们定义硒的元素符号为 Se，原子序数为 34，原子质量为 78.96，属于稀有元素。硒介于金属与非金属之间的特有化学属性，使其具有如下一系列独特的理化性质：

①硒展现出多种化合价态，包括 -2、+4 和 +6 价等。在自然界中，+4 和 +6 价的氧化态，如硒酸盐（SeO_4^{2-}）和亚硒酸盐（SeO_3^{2-}）是硒主要存在的氧化态。在生物体内，一种以 -2 价存在的含硒的氨基酸，即硒代半胱氨酸（Selenocysteine）是硒的主要存在形式。

②硒具有一定的氧化还原性，既可以作为氧化剂也可以作为还原剂。例如，在酸性条件下，硒可以被强氧化剂如高锰酸钾氧化为硒酸（H_2SeO_4），而在还原性环境中，硒酸盐可以被还原为硒单质或硒化物。

③硒能与多种金属形成化合物，这些化合物在性质上可能表现出金属性、半金属性

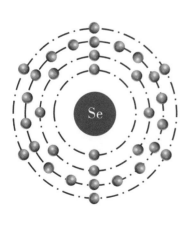

图1-3　硒原子结构图

或非金属性。例如，硒与铜可以形成硒化铜（CuSe），这是一种半导体材料。

④硒能与一些非金属元素如氢、氧、卤素等反应。例如，硒与氢气在高温下可以发生反应生成硒化氢（H_2Se），这是一种无色、剧毒、有强烈刺激性的气体。硒还能与氧反应生成硒的氧化物，如二氧化硒（SeO_2）和三氧化硒（SeO_3）。

硒有多种同素异形体，包括红色单斜晶体（红硒）和灰色六方菱形晶体（灰硒）等。

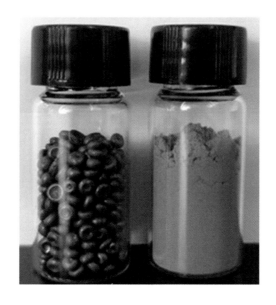

图 1 - 4　硒的两种同素异形体：灰硒和无定形态的红硒

硒与碲存在多个方面的相同点，主要体现在它们的原子结构、化学性质以及在某些应用领域的相似性上。

在原子结构上，硒和碲都位于元素周期表的第ⅥA族，这意味着它们的原子最外层都有 6 个电子。这种电子排布使得它们在化学反应中表现出相似的性质，即容易获得额外的电子以达到稳定的 8 电子构型。硒和碲都可以形成多种化合价，尽管具体的价态可能有所不同（硒常见的有 - 2、+ 4 和 + 6，碲有 - 2、+ 2、+ 4 和 + 6 等），但两者都表现出较强的氧化性和还原性。

硒和碲同为半导体材料，在物理性质上，它们的导电性能介于导体和绝缘体之间，且随光照、温度等条件的改变而发生变化；硒和碲的氧化物（如 SeO_2 和 TeO_2）都表现出一定的氧化性，可以被还原为游离的硒或碲。

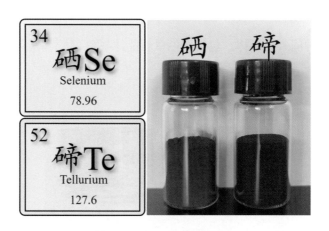

图 1-5　硒与碲的差异

4. 硒的应用

在应用领域方面，硒和碲都可用于电子工业中，如制造光电管、整流器、太阳能电池等电子元件；硒和碲的化合物在化学工业中也有重要应用，如作为催化剂、稳定剂、着色剂等。

然而，硒与碲在多个方面也存在着显著的不同。在生命健康领域，硒是人体必需的微量元素之一，对维持人体正常生理活动有重要作用，适量摄入硒对人体有益，但过量摄入会导致中毒。这一点与碲不同，碲粉尘有毒，吸入粉尘能造成口干、食欲不振、流涎不止、恶心、呕吐、呼吸带蒜味等症状。

硒在生物体中承担着不可或缺的生物学功能。硒可以通过调控机体抗氧化硒蛋白来清除体内的过氧化物和自由基，抵抗氧化损伤，发挥抗氧化、延缓衰老的作用。此外，硒还对人体免疫系统的正常运作、甲状腺激素的代谢以及癌症的预防等方面有重要影响。

尽管硒是人体必需的微量元素，但过量摄入硒会严重危害人体健康。高浓度的硒化物可引起脱发、指甲变形、皮肤病变等中毒症状。随着科技的快速发展，硒的认识被不断更新，应用范围日益扩大，硒相关产品纯度也不断提高，此外人们对硒的消费需求也日渐增加。目前，硒在电子工业、玻璃工业、陶瓷工业、冶金工业、农业、医学以及食品加工等领域的应用日益广泛。

表 1-1　硒元素的应用领域

应用领域	主要利用形式	主要用途
电子工业	高纯硒或硒合金	感光器、光电池、红外控制器
玻璃工业	纯硒、Na_2SeO_3、SeS_2	着色或去色，改进工艺性能
化工颜料工业	纯硒、硫硒化镉	催化剂、硫化剂、抗氧化剂
冶金工业	单质硒	添加剂、改善加工性能
农业和生物	硒化合物	生长促进剂、复合肥添加剂
化妆品工业	有机硒化合物、SeS_2	抗衰老、杀菌剂
医药保健食品工业	天然有机硒化合物	保健饮料、食品添加剂
饲料工业	Na_2SeO_3	饲料添加剂
其他	硒化合物	改良剂

（二）硒元素的认识与研究历程

硒在被发现之后的半个世纪里，一直被珍藏于实验室，科学家不知其具体用途。直至 19 世纪末 20 世纪初，各个国家的科学家不约而同地开展了硒相关研究。从此，科学家们开始了历时近 200 年的对硒的研究历程。不同国家先后发现硒与生命健康、疾病之间的相关性。

以下是人们认识硒元素的关键事件：

表1-2 硒被列为人体必需微量元素的历史发展

时间	事件	意义
1817	瑞典化学家贝采利乌斯首次发现硒	首次发现新元素
1935	中国黑龙江省克山县因缺硒引发克山病	中国早期关注硒与生命健康的公共卫生事件
1957	施瓦茨发现"硒是肝坏死保护因子"	证明硒在生命健康中的积极作用
1966	第一届"硒在生物学和医学中的研究与进展"国际研讨会	对硒的研究正式拉开帷幕
1969—1971	Shamberger 发现低硒地区癌症发病率高	国外早期关注硒与生命健康的公共卫生事件
1972	罗卡尔克等发现硒是谷胱甘肽过氧化物酶的必需成分	硒的生物学作用逐渐被发现
1973	世界卫生组织确认硒是人体中必需的微量元素	明确了硒在生命健康中不可或缺的作用
1978	福尔斯福森、塔贝尔发现谷胱甘肽过氧化物酶的活性中心是硒代半胱氨酸	硒的生物学作用进一步被解析
1982	《营养学报》报道：我国72%地区属于缺硒或低硒区域，2/3 的人口存在不同程度的硒摄入不足	解密低硒或缺硒的主要原因是硒摄入不足
1982—1990	杨光圻等根据低硒的克山病地区和高硒的湖北恩施地区硒膳食供给量，发现硒每日摄入范围为 $50 \sim 250\mu g$，最高安全摄入量为 $400\mu g$	中国科学家精准测定人体硒摄入的安全范围
1983—1996	Clark 发现每日补充 $200\mu g$ 硒，总癌的发生率和死亡率降低了，且硒对前列腺癌、肺癌和直肠癌的防治效果十分明显	国外科学家建议每日补硒量为 $200\mu g$

（续上表）

时间	事件	意义
1986—1994	于树玉等发现肝癌高发区肝癌发生率与硒水平呈负相关	中国学者进一步揭示硒与肝癌的关系
1988	中国营养学会设定硒的每日摄入量为50～250μg	中国营养学会明确科学的硒每日摄入量
1994	《食品营养强化剂使用卫生标准》发布，允许食品中加入亚硒酸钠	硒补充剂正式作为食品营养添加剂
1996	PreCISe 实验：验证 NPC 实验，补硒可以降低癌症发病率这一假说 Select 实验：验证硒和维生素 E 是否能够预防前列腺癌的发生	国外科学家经典实验，证明补硒可抗癌及防癌
2003	Taylor 发现硒与 SARS 病毒关系密切	证明硒与病毒息息相关
2003	FDA 认可富硒食品，富硒药品和食品的发展	FDA 证明硒的生物安全性，并推动硒的研究
2005	硒有防癌及抗癌作用被写入我国《化学》教科书	硒的防癌及抗癌作用载入教科书
2017	硒发现 200 周年，"第 11 届硒与生物学和医学国际研讨会"暨"第 5 届国际硒与环境和人体健康会议"召开	硒的研究迈进下一个新纪元

1817 年，瑞典化学家贝采利乌斯发现硒元素，拉开了科学家探究硒的序幕。

1873 年，美国人意外发现硒的光敏性，即随着光照强度的增加，硒电阻率减小，并发明了光电池。该发明实现了硒的首次应用。

1935 年，我国科学家通过黑龙江省克山县出现的一种因缺硒引起的地方性疾病——克山病，首次发现硒与生命健康的密切关系。该病在克山县首次被发现，因此得名。其主要症状是急性和慢性心功能不全，心脏扩大，心律失常以及脑、肺和肾等脏器的栓塞。克山病来势汹汹，发病人数一度高达1.24亿，覆盖全国六省区309个县。此外，低硒地区是克山病高发区，患者头发和血液中硒含量明显低于其他居民。

第二次世界大战期间，由于食物特别是蔬菜匮乏，导致不少德国士兵罹患肝坏死病，政府专门聘请美国生物化学家克劳斯·施瓦茨（Klaus Schwarz）研究营养与肝脏的关系。1950年，施瓦茨发现，除维生素E和含硫氨基酸对肝脏有保护作用外，还有一种未被人们认识的物质对肝脏具有更显著的保护效果。

1951年，施瓦茨开始着手对该物质进行提纯工作，并于1957年5月17日确认该肝保护因子就是硒。这项研究首次明确了硒是预防营养性肝坏死的关键保护因子，开创性地证明了硒在动物营养中的重要作用，及其对肝脏的保护功能。进一步的研究表明，与健康个体相比，肝病患者的血清硒浓度显著偏低。这一发现被视为现代生物微量元素研究领域的里程碑式突破。

1966年，首届"硒在生物学和医学中的研究与进展"国际研讨会成功召开，这标志着科学界对硒与健康的研究正式启动。

1971年，国际硒碲化学会正式成立，并规定每三年举办一次大会，为各国化学家提供一个交流与合作的平台。随着研究的深入，与硒相关的生物化学、有机化学、药物化学以及植物富硒机制等领域的研究成果纷纷涌现，硒研究步入了快速发展的阶段。

1972年，美国科学家罗卡尔克（John Rotruck）等发现硒是谷胱甘肽过氧化物酶（GPx）的活性中心。该酶是一种重要的过氧化物分解酶，主要调控体内氧化还原平衡，与免疫、衰老、抗氧化及抗癌等重要生理活动紧密相连。这一发现从分子层面证实了硒对于维持生命活动的必要性，进一步明确了硒作为人体必需微量元素的重要性。

1973年，世界卫生组织正式确认硒是人类和动物生命活动中不可或缺的微量元素，推荐人均每日摄入200μg硒，以有效预防多种疾病。

1978 年，福尔斯福森（Forsfrom）和塔贝尔（Tappel）两位科学家成功鉴定出 GPx 的活性中心为硒代半胱氨酸。此后科学家们陆续发现了 20 多种以硒代半胱氨酸为活性中心的硒酶和硒蛋白。这些酶和蛋白在调节人体的生长、发育、代谢以及免疫功能中起到了关键作用。

1982 年，中国科学院地理研究所环境与地方病组在《营养学报》上首次报道，我国 72% 的地区属于缺硒或低硒区域，约 2/3 的人口膳食营养结构中存在硒摄入不足。

1982—1990 年，中国科学家杨光圻等发现克山病患者血液和头发中都出现低硒的情况，并且通过补充亚硒酸钠片能有效降低该疾病的发病率和死亡率。这一研究数据进一步证明了硒对健康的重要性，也明确了硒的日常补充很重要。

1983—1996 年，美国亚利桑那大学癌症研究中心的 Clark 教授组织了一项关于癌症患者补硒的双盲干预实验。研究者对 1312 名癌症患者进行了实验，其中随机挑选 653 人，让他们每天补充 200μg 硒。长达 13 年的研究结果表明，补硒组的癌症发病率和死亡率分别降低了 37% 和 50%。尤其是在前列腺癌、肺癌和直肠癌方面，发病率显著下降，分别降低了 63%、46% 和 58%，显示出硒对癌症极为突出的防治效果。该项研究有开创性意义，也被誉为"硒防癌的里程碑"。

1986—1994 年，我国医学专家于树玉教授及其团队深入肝病高发地区，对 13 万居民进行补硒观察。历经 16 年的研究发现：补硒可使肝炎患者减少 35%；乙肝患者由阳性转为阴性人数显著增多；肝癌患者，特别是有家族病史的患者，长期补硒死亡率和发病率可减少一半。该研究进一步验证了硒对肝脏的重要性。

1988 年，中国营养学会将硒列为每日必需的 15 种膳食营养元素之一，并且规定成人每日应摄取 50~250μg。卫生部在 1994 年的《食品营养强化剂使用卫生标准》中，将亚硒酸钠列为强化食品营养的重要成分，助力国民健康。

1996 年，为了重复验证 Clark 教授的研究结果，并进一步探讨硒补充是否能降低健康人群的总体癌症发生率，各国相继开展了两项大规模人群实验。其中之一是 PreCISe 实验，该实验以随机双盲、安慰剂对照进行设计，覆盖了包括美国、英国、丹麦、瑞典及芬兰在内的多个国家，共有 52500 名受试者参与。由于其规模宏大且影响深远，该研究被誉为"硒可能改变世界"的探索。此外，还有一项名为 Select 实验的研究，其主要目标是评估硒与维生素 E 联合使用在预防前列腺癌方面的效果，参与人数超过了 32000 人。

2003 年，全球范围内爆发"非典"（SARS）疫情。研究发现，SARS 患者血硒含量显著升高，硒可能与 SARS 病毒的传播和病程密切相关。该现象由美国乔治亚大学的 Ethan Will Taylor 教授与中国科学技术大学的张劲松博士等揭示。

2003 年，美国食品药品监督管理局（FDA）批准将硒作为抗癌剂使用，并允许在含硒食品及药品的包装上标注其抗癌特性。

2005 年，我国将硒的防癌与抗癌功能正式编入教学大纲。例如，在九年级下册《化学》教材（人教版，2012 年，第 99 页）以及高等院校医学教材《微量元素与健康》（科学出版社，2003 年，第 262 页）中提到，硒的抗癌作用通过多方面机制实现，包括抑制癌细胞的增殖，干扰癌基因的转录过程，并抑制致癌物质的代谢。

美国康奈尔大学的科姆斯（Combs）博士通过长达 13 年的对 3000 名美国人进行的临床研究证明，补充硒可以使肝癌的发病率降低超过 50%。研究进一步揭示，癌症的发病率与死亡率和硒的地理分布高度相关。

2017 年，为纪念硒发现 200 周年，国际硒研究学会、瑞典卡洛琳斯卡医学院与中国科学技术大学在硒的发现地——斯德哥尔摩联合主办"第 11 届硒与生物学和医学国际研讨会"暨"第 5 届国际硒与环境和人体健康会议"。此次会议旨在提升公众对硒的科学理解，促进各界的交流合作，推动硒科学研究在产业发展与公众健康中的应用。

近 20 年来，科学家们开展了硒对动物及人体影响的研究，逐渐认识到了微量元素硒对生命过程的重要性。硒作为人体必需微量元素，被世界各地众多流行病学、临床前和临床干预实验等证实在人体 40 多种疾病的防治中起重要作用。硒在抗肿瘤、抗病毒、治疗心脑血管疾病、降低血压、调节血脂、保护肝脏等方面表现出一定的作用。

随着对健康关注度的提高，人们的补硒意识逐渐增强。硒已成为人们日常膳食中的重要营养元素之一。同时，在农业与食品领域，通过施用富硒肥、喷洒富硒溶液等方法，可以生产出富含硒元素的农产品。此外，基因编辑技术、纳米技术等新的研究方法也被应用于硒元素的研究中。这些技术使得科学家能够探索硒在生物体内的作用机制以及与人类疾病的关系，为解决癌症、心血管疾病等重大健康问题提供了新的研究方向。随着科技的进步和人们对健康的日趋重视，硒与健康的研究将进一步助力含硒药物的开发，为人类的健康事业做出更大的贡献。

（三）国内外对硒认识的转变

1560 年，一位传教士记述了哥伦比亚某地的谷物毒性很大，人畜吃了这种谷物都会掉毛发。1856 年，一位军医在美国西部内布拉斯加州看到用当地牧草喂养的马会发生蹄毛脱落现象。约 40 年后，在美国怀俄明州也发生了类似的情况，并最终确认是由于硒摄入导致的。这些历史上的硒中毒事例使人误认为硒对人体而言只是有毒元素。硒元素自被发现 100 多年来，都被认为是一种有毒物质，而并未发现其对人类健康的密切守护作用。

200 多年前，硒元素仍隐匿于自然之中；100 多年前，硒守护生命的力量初见曙光；50 多年来，硒与健康的深层纽带逐步被揭示。人们对硒的认识，从无知到运用，历经了 200 多年，偶然中有着必然。迄今为止，世界上已经发现人类和动物的近 40 种疾病与缺硒密切相关。生物学家和医学家对硒在生物体中的生物学作用、硒与人体相关疾病的关系等方面都有了更多更新的研究进展。证明硒与疾病发生发展相关的典型案例有很多，例如，体内缺硒的艾滋病患者的死亡率要比不缺硒的患者高出 20 多倍。美国亚利桑那大学亚利桑那癌症中心的 Clark 教授对 1312 例癌症患者进行了 13 年对照实验研究，结果表明每日补硒 200μg，癌症死亡率下降 50%，癌症总发病率下降 37%。之后，各国相继开展了两项大规模人群实验，覆盖了包括美国、英国、丹麦、瑞典及芬兰在内的多个国家，均证实了 Clark 教授的研究结果：补硒能有效降低癌症的发生率。由于其规模宏大且影响深远，该研究被誉为"硒可能改变世界"的探索。美国康奈尔大学著名营养专家科姆斯说："过去 30 年，营养界最重要的发现就是认识了硒的重要性。"因此，打破对硒认识的误区是人类了解硒的关键转折。

科学家正面认识硒的作用是从 20 世纪开始的。1957 年，美国生物化学家施瓦茨等证明了硒是预防营养性肝坏死的关键保护因子，并确认了硒在动物营养中的重要作用，这一发现是硒研究的关键转折。1972 年，美国科学家罗卡尔克等发现硒是谷胱甘肽过氧化物酶的重要组成部分。1986 年，英国科学家 Chambers 等发现人类的第 21 种氨基酸——硒代半胱氨酸，它是蛋白质中硒的主要存在形式。1988 年，中国营养学会将硒元素列为 15 种每日膳食营养元素之一。为什么人们对硒的认识会发生这么大的变化呢？

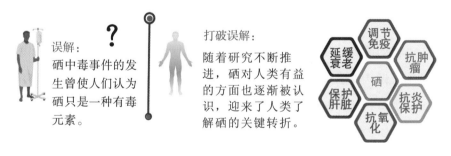

图 1-6　正确认识硒的作用

在人类疾病谱发生重大改变的今天，肝病、肿瘤、糖尿病、心脑血管病、肠胃病等慢性病、疑难病已成为人类最大的敌人。大量流行病学研究发现，人体必需微量元素与人类疾病发生发展密切相关。人类对微量元素的认识是在与疾病作斗争的实践中发展的。微量元素在人体内的含量微乎其微，却参与机体各种酶及活性物质的代谢，并维持机体内环境的平衡。硒是人体必需的一种微量元素，不能在体内合成，必须从食物中摄取。尽管硒在人体内的含量非常少，每日摄入量也极微，但在人体的机能中发挥着极其重要的作用。

2003 年 9 月，美国食品药品监督管理局（FDA）认证硒为抗癌剂，并批准将硒作为一种具有抑癌效果的元素在硒营养品上标明抗癌功效。FDA得出以下结论：①硒能降低患癌风险；②硒在人体内具有抗癌变的作用。2011 年 2 月 21 日，中国卫生部发布公告：根据《食品安全法》和《食品安全国家标准管理办法》的规定，经食品安全国家标准评审委员会评审，取消《食品中污染物限量》（GB 2762—2005）中的硒作为污染物进行管理的决定。这项改革是给硒正名和解禁的一个积极信号，自此硒与生命健康的研究蓬勃发展并取得大量研究成果。

硒作为人体必需微量元素，主要是通过调控硒蛋白来发挥其生物学功能。迄今发现的人类 25 种硒蛋白中，与氧化还原相关的约占一半，如谷胱甘肽过氧化物酶（GPx）、硫氧还蛋白还原酶（TXNRD）、硒蛋白 W 和 P（SelW、SelP）等，它们参与细胞内抗氧化反应、调节氧化还原等生理过程。因此，硒通过抵抗氧化应激，与癌症、病毒感染、免疫反应和甲状腺激素功能异常等氧化损伤相关疾病均有很强的相关性。

人体长期缺硒会导致多种健康问题的出现，如与硒缺乏相关的克山病、大骨节病、肝脏疾病和生殖系统异常等。硒在体内的作用不仅限于通过抗炎和抗氧化应激来预防心血管疾病和调节免疫系统，还在抗癌方面发挥着不可忽视的效果。目前，硒已被广泛应用于癌症治疗，尤其是对乳腺癌、肺癌、肝癌、前列腺癌和骨癌等的治疗。因此，硒在预防和抑制疾病发生发展过程中，具有重要且不可替代的作用。

一些常见的食物都富含硒，例如海产品、蛋、肉类、西蓝花和大蒜等。营养学家发现能通过硒营养强化食物来补充硒，如富硒大米、富硒鸡蛋、富硒蘑菇、富硒茶叶等。

虽然硒具有诸多有益于机体的特点，但值得重视的是，硒对人体而言是一把双刃剑。硒在体内的过量累积将导致硒中毒。人体硒中毒主要包括职业性硒中毒和地方性硒中毒两种类型。职业性硒中毒是由于在工业生产中的职业关系导致长期接触过多的硒化合物引起的，而地方性硒中毒则是由于某些地区的土壤、饮水和食物中硒含量过高引起的。过量的硒对皮肤、神经、消化及呼吸系统都有影响。例如，皮肤接触二氧化硒和氢氧化硒可引起接触性皮炎甚至烧伤。硒过量还可导致神经和消化系统症状，以及牙齿和指甲病变、黄疸和肝功能异常等。大量吸入剧毒硒化氢，可产生急性吸入性、中毒性肺水肿。可见，硒的不同化学形态也表现出不一样的生理性质。因此，虽然硒在《食品中污染物限量》中被解除限量，但仅限于污染物行列。作为加入食品和保健品中增强营养的添加物，硒仍然被限量。

（四）硒在自然界中的分布和循环及其影响因素

硒在自然界中分布广泛，主要存在于陆地、水体和大气中。在自然界中，许多大自然的活动，如火山活动、岩石和土壤风化以及化学和生物介导的氧化还原活动，都可以将硒元素转移至地下水和地表。火山喷发每年可造成400～1200吨无机硒释放到大气中，并随着降水、降尘过程进入自然水体和土壤中。硒元素还可以通过风化作用从岩石中淋滤出来。灌溉、施肥等各项农业活动和化石燃烧、冶炼等工业活动也增加了土壤中的硒含量。

硒在自然界的循环过程涉及多个环节，包括海洋、大气、土壤和水体的相互作用，以及微生物和人类活动的影响。传统上，底层的基岩地质被认为是土壤中硒的主要来源。地壳和水体中的硒可以通过火山喷发、煤炭燃烧等形式进入大气中，以气态和颗粒的形式[①]在大气中迁移和转化。大气中的硒又可以通过干沉降与湿沉降回到地面，并通过植物的吸收转化，进入生物体中。

---

① 海洋中存在的硒可被球石藻等海洋生物甲基化，并主要以挥发的气态二甲基硒化物和二甲基二硒化物形式释放到大气中。

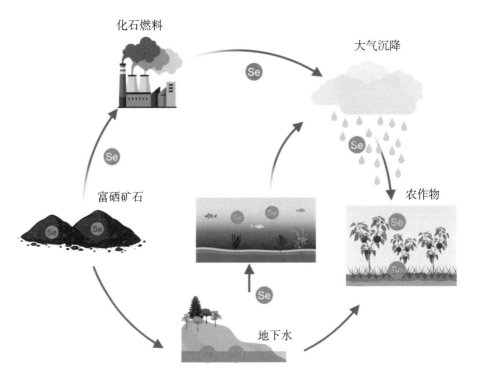

图 1-7　硒在自然界中的循环过程

　　在陆地中，硒的分布最广，硒在地壳中的丰度为 0.05mg/kg，含量较低，极难形成工业富集，但几乎各种矿石中均存在硒。而土壤是陆地环境中硒的主要来源。硒元素在土壤中的垂直分布特征是多种因素共同作用的结果，包括土壤母质、风化过程、水的搬运、植物的吸收以及土壤的理化性质。硒在土壤纵切面上的分布有三种类型：①表聚型。随着土壤深度的增加，硒的含量逐渐减少，典型的例子有干旱和半干旱地区的土壤。②心土层聚集类。在红壤等酸性土壤中，由于表层土壤的有机质含量较低，无法有效阻止硒随渗滤水向下迁移。加上酸雨的影响，导致表层活性硒的流失加速。因此在土壤剖面中，硒在心土层相对富集，这在我国南方的铁铝土和富铁土中尤为明显。③均匀分布类。随着土壤深度的增加，硒的含量也相应增加，主要出现在淋溶程度较高的土壤中。

　　硒的分布受到多种因素的影响，首先是与土壤条件密切相关。不同类型的土壤对硒的含量和分布有着不同的影响。例如，酸性土壤中的硒含量较低，而碱性土壤中的硒含量较高。此外，沙质土壤中的硒含量也相对较低，而黏土质土壤中的硒含量则较高。

气候条件也会影响硒的分布。研究表明，气候干燥的地区硒的含量相对较高，而气候湿润的地区硒的含量相对较低。这是因为干燥的气候条件有利于硒的积累和保存，而湿润的气候条件则容易导致硒的流失和稀释。

人类活动也会对硒的分布产生影响。例如，农业生产中的化肥、农药等化学物质的使用，会导致土壤中硒的含量发生变化。此外，工业污染、矿山开采等活动也会对周围环境中的硒含量产生影响。

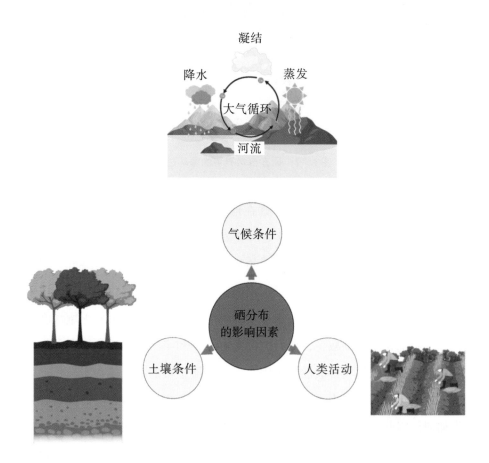

图 1 - 8　硒分布的影响因素

（五）硒在自然界中的存在形式

硒元素在自然界中具有广泛的分布和多种形态。在不同的环境中，硒的存在形态各不相同，其中有些形态是有害的，有些形态则具有重要的生物学意义，自然界中硒的存在形式主要分为无机硒与有机硒两种。

1. 无机硒

无机硒主要包括单质硒（Se^0）、硒化物（Se^{2-}）、亚硒酸盐（Se^{4+}）与硒酸盐（Se^{6+}）等。硒在土壤中通常以无机形式存在，以硒酸盐为主。硒酸盐在土壤中的分布受到土壤 pH 值的影响。在酸性土壤中，硒酸盐容易被还原成元素硒形式，从而使得硒的生物有效性降低。在自然界中，存在于碱性土壤与干旱、半干旱地区的土壤中的主要是硒酸盐。硒酸盐易溶解，易于被植物吸收或在土壤中移动，但不被三价氧化物与二价氧化物吸附。在湿润地区的土壤中，硒的主要存在形式则为亚硒酸盐，常被三价氧化物与二价氧化物吸附。自然界中亚硒酸盐的还原常在细菌代谢中出现，在 2014 年，Li 等在希瓦氏菌[①]中发现了一个周质延胡索酸还原酶（FccA）参与了亚硒酸盐的还原。亚硒酸盐是一种含有亚硒酸根离子的化合物，在土壤和海洋中都有分布。亚硒酸盐可以被某些微生物还原为有机硒，起到保护环境和生物体的作用。但是亚硒酸盐的溶解度低，毒性强，可能会对水生生物造成危害。

硒化物在自然界中主要以硒化氢（H_2Se）和金属硒化物的形式存在。H_2Se 是一种有刺鼻气味且有毒的气体，溶于水，具有很强的酸性。金属硒化物常在铁、铜和铅等金属硫化物矿床中被发现。Se^{2-} 的离子半径为 0.198 纳米，而 S^{2-} 的离子半径为 0.184 纳米。由于半径相近，它们之间的替代现象时有发生。金属硒化物和硒硫化物在水中的溶解度均较低。

单质硒根据形成条件的不同，可以分为无定形硒和晶体硒两大类，具有六种同素异形体。无定形硒以三种非晶态固体的形式存在，分别是红色

---

① 希瓦氏菌是一类具有金属还原能力的 γ-变形菌门革兰氏阴性菌。

和黑色的玻璃状硒，以及胶状硒。而晶体硒可分为单斜晶体的红硒（包括α型和β型）和六方晶体的灰硒。这些单质硒在水中都难以溶解，且其固体的氧化或还原能力都非常有限。

土壤中，植物能够直接吸收和利用的硒主要以可溶态形式存在，包括硒酸盐、亚硒酸盐以及大部分有机硒。单质硒和硒化物无法被植物直接吸收，关于它们间接被植物吸收的研究较少。研究表明，植物对硒的转运速率与硒的形态密切相关，具体转运速率为：硒酸盐 > 有机硒 > 亚硒酸盐。研究如何利用土壤中容易被植物直接吸收的硒，并开发不能被直接吸收的硒，对现有的主要富硒土壤地区的相关产业发展有着普遍的现实意义。目前，无机硒主要应用于农业、医药、化工等领域，如用于植物的肥料、动物的饲料、药物的制备等。

补充无机硒是人们最原始的补硒方式，但无机硒不能很好地被人体吸收。因为无机硒必须先与肠道内的有机配体结合才被人体吸收，生物利用度相对较低。并且，无机硒毒性比较大，很难控制用量，如果在人体内局部过量，会对人体造成伤害，因此无机硒的生物活性取决于其能否转化为更具生物活性的有机硒形式。无机硒转化成有机硒的方式可分为自然转化和人工合成。自然转化是指动、植物和微生物在生长过程中吸收土壤和食物中的硒，在机体内通过生物化学机制转化成有机硒。人工合成则是指通过化学方法把无机硒结合到有机物上合成含硒有机物。

2. 有机硒

有机硒的组成包括硒蛋白、含硒氨基酸、硒醇、硒醚、硒酚及其衍生物等。研究发现，植物体内的硒主要以有机硒的形式存在，有机硒的含量超过总硒量的80%，由大分子硒和小分子硒化物（如硒代氨基酸及其衍生物）构成，而无机硒仅占总硒量的10%～15%。

（1）硒代蛋氨酸。

硒代蛋氨酸（SeMet）作为一种有机硒源，是自然界中硒以有机形式存在于植物和谷物中的一种硒代氨基酸结构。它不仅能促进机体的生长发育，还能有效提高机体的免疫功能。

（2）L-硒-甲基硒代半胱氨酸。

L-硒-甲基硒代半胱氨酸（SeMCys）是一种天然的含硒氨基酸，已获得中国 CFDA 和美国 FDA 的批准，作为第三代营养强化剂使用。它具有多种生物活性，有抑制肿瘤、抗氧化、辅助心血管疾病治疗、解毒和排毒等功能。它是西蓝花、大蒜、洋葱和野生韭菜等富含硒的植物中主要的硒存在形式。它以有机硒的形式与植物活性成分结合，是人类获取硒的最佳来源，同时也是目前最安全、最易被吸收的有机硒形式。由于 L-硒-甲基硒代半胱氨酸在体内能够通过 β-裂解酶直接转化为甲基硒醇，因此也被称为"甲基源硒"。

（3）二甲基二硒醚。

二甲基二硒醚是有机合成中间体和医药中间体，可用于实验室研发和化工生产过程中。植物、土壤、水和细菌中的硒可以转化为挥发性的二甲基二硒醚，通过呼吸吸入和排出。

种植作物需要阳光、水分和肥料。养分充足才能长势好，结果多。其中微量元素不可或缺，在种植栽培过程中很多人会关注植物对钙、铁、锌、镁等元素的摄入，而对于硒这种元素却很少关注，甚至是根本没有听说过。殊不知硒是农作物生长所需的一种重要元素。

小麦胚芽、大蒜、芦笋、蘑菇及芝麻等植物中均富含硒。有些植物在富集硒方面表现得很出色，如黄芪、莎草、紫苑、滨藜和苜蓿等。其中，黄芪的硒含量可达到 $10mg/g$，而苜蓿的硒含量则为 $32\sim122\mu g/g$。十字花科的甘蓝类蔬菜也具备较强的聚硒能力。相关研究表明，藻类也具有较强的硒富集能力，例如在钝顶螺旋藻培养中添加亚硒酸钠持续培养 11 天后，发现硒的加入能够促使钝顶螺旋藻生成大量的含硒藻蓝蛋白。含硒藻蓝蛋白是一类具有优越抗氧化性能的活性物质，能够有效清除氧自由基，保护胰岛细胞，是一类具有优异生物活性的物质。

植物在硒生态链中扮演着至关重要的角色。它们通过吸收无机硒或低分子有机硒，将其转化为有机硒。植物吸收的硒以硒酸盐、亚硒酸盐和有机硒的形式存在，随后转化为低分子量的化合物，包括硒代半胱氨酸、硒代胱氨酸、硒代蛋氨酸、L－硒－甲基硒代半胱氨酸和二甲基二硒醚等。

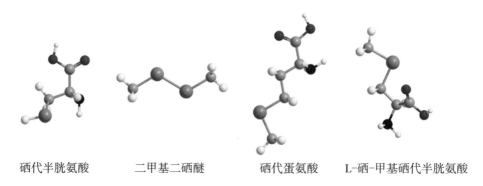

硒代半胱氨酸　　　　二甲基二硒醚　　　　硒代蛋氨酸　　L-硒-甲基硒代半胱氨酸

图 1-9　部分有机硒低分子化合物

　　有机硒一般以硒代蛋氨酸形式存在，依循蛋氨酸代谢途径代谢，参与蛋白质的合成，例如硒蛋白中的硒与卵白质结合，进而形成具有功能活性的硒酸胱氨酸或硒蛋白酶等。硒蛋白能够协助细胞清除氧化应激，维持基因的稳定性，对于人体健康具有重要的作用。

　　有机硒与亚硒酸钠等无机硒相比，具有食用安全、无毒副作用、吸收利用率高、营养价值高（如提供高水平的维生素、高质量的蛋白质）等优点，受到人们的广泛关注。有机硒是一个庞大的家族，除在生物体中天然存在外，也可以通过人工合成，如硒化卡拉胶[①]等。1836 年，首个有机硒化合物二乙基硒醚被合成。1973 年，有机硒的合成有了突破性的进展，这一年被誉为近代有机硒化学的诞生之年，是有机硒化学发展历史中的里程碑。

　　总之，自然界中的硒形态多种多样，但有机硒是最为重要的形态之一。它们对于人体和其他生命体的健康至关重要，能够维持基因的稳定性，抗氧化和抗肿瘤，增强人体免疫力等。

----

　　① 硒化卡拉胶是一种由卡拉胶（也称为明胶）与硒化物制成的复合物，由于无毒且具有良好的生物利用度，是硒补充剂的有机来源。

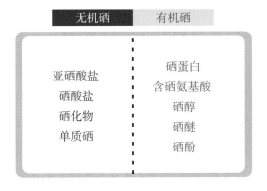

图 1 - 10　自然界中硒的主要存在形式

（六）硒在世界范围内的分布情况

地球上的硒虽然分布广泛，但不均匀，不同地区的硒含量差异很大，硒的基础储量以美洲居多，其次是亚洲和非洲。日本、德国、比利时、加拿大、俄罗斯、智利、芬兰、菲律宾等是世界范围内主要的富硒国家。据统计，全世界有四十多个国家和地区缺硒，中国是世界范围内地理环境硒缺乏范围最广的国家之一。

关于中国硒资源分布状况的数据调查显示，我国国土面积虽然辽阔，但地理差异较大，不仅存在世界罕见的高硒区如湖北恩施和陕西紫阳，还有一半以上的广大缺硒和低硒地区，如我国的华北、西南等。世界卫生组织的数据显示，我国约有 7 亿人口生活在缺硒地区，且约有 2/3 地区的主要农作物含硒量低于 0.05mg/kg，造成了我国严重缺硒的局面。就最主要的土壤来说，各地区的硒分布不一，导致了各地作物含硒量不同。即使同一种作物，生长在含硒量不同的土壤中，其含硒量也不一样。由于各地区植物含硒量不同，从而各地动物与人体的硒水平亦不同，进而影响到各地人群的疾病发生状况和健康水平。根据《中华人民共和国地方病与环境图集》的资料，从东北三省一直延伸到云贵高原，有一个占据了我国 72% 土地的低硒区域。在此区域中，有 30% 的地方严重缺硒，导致粮食和蔬菜等食品中的硒含量非常低，人体通过食物摄入的硒含量也因此减少。

（七）我国划分的硒分布土壤等级

1980年，来自全国25个省区的28家单位在中国农业科学院带领下对主要作物的含硒量进行了调查，并结合我国的实际情况和土壤的平均硒含量进行了土壤等级分类。营养专家经过多次实验得出，人体血液中硒的标准含量为0.1ppm（100μg/kg），低于此值会导致缺硒症。而我国有29%的地区人均血硒含量在0.02ppm以下，处于严重缺硒地区，有43%的地区人均血硒含量在0.03~0.04ppm，处于缺硒地区，换言之，我国共有涉及15个省区的面积72%的地区受到缺硒的威胁。因此，综合我国实际情况，根据土壤中平均硒值将全国划分为以下4个等级：

1. 严重缺硒地区

含硒量在0.02ppm（20μg/kg）以下的地区为严重缺硒地区。这些地区生活的人群极易因缺硒而引起一系列疾病与地方病，动物也是这样。我国有29%的地区属于这一等级。黑龙江、吉林、辽宁、河北、河南、山东、山西、陕西、四川、重庆、云南、新疆、西藏和内蒙古等地区属于严重缺硒地区。

2. 缺硒地区

含硒量在0.02~0.05ppm（20~50μg/kg）的地区为缺硒地区。这些地区的日常膳食一般不能满足人的正常硒需要，必须补硒，否则可导致缺硒的相关疾病。我国有43%的地区属于这一等级。天津、北京、江苏、浙江、安徽、湖南、湖北、江西北部、福建、广东、甘肃和宁夏等地区属于缺硒地区。

3. 变动区

含硒量在0.05~0.1ppm（50~100μg/kg）范围内的地区为变动区。在这些地区，若膳食条件配合不当，往往达不到需要量的正常值，需添加一定的硒制剂。

4. 正常区

含硒量在0.1ppm（100μg/kg）以上的地区为正常区，这些地区的日常膳食一般情况下能满足人的硒需要量。诸如湖北恩施与宜恩、湖南桃源与新田、陕西安康、江西宜春、安徽石台、广西永福与巴马、江苏如皋等地区为富硒土壤区，作物含硒量均值远超 $100\mu g/kg$，人群健康水平普遍很高。

非常遗憾的是，我国富硒地区很少，主要集中在南方，如广西、广东、福建、湖南、湖北、浙江和江西等地天然富硒土地面积均大于 $2.0 \times 10^4 km^2$。而严重缺硒地区与缺硒地区的总比例高达 72%，涉及人口 7 亿多，其中 4 亿人口严重缺硒。因此，我国成为世界上 40 多个缺硒国家和地区之一，由于涉及人口众多，故也成为世界上缺硒或严重缺硒的大国之一。

（八）我国硒矿分布情况

中国是世界上主要的硒资源国之一，硒储量主要来源于丰富的硒矿资源。湖北省恩施市是目前"全球唯一已探明的独立硒矿床"所在地，境内的硒矿储量位居世界首位，同时也是全球天然生物硒资源最为丰富的地区。恩施市还荣获"世界硒都"的称号。

地壳中的矿石层主要分为变质岩、岩浆岩和沉积岩，硒在岩石中的丰度极不均匀，变质岩的含硒量最高（$0.07\mu g/g$），其次为岩浆岩（$0.067\mu g/g$），最低为沉积岩（$0.047\mu g/g$）。而硒矿床的工业类型主要分为两大类：独立硒矿床和伴生硒矿床。

中国硒矿成矿条件极为优越，主要硒矿床可分为以下几类：岩浆岩型矿床、斑岩型矿床、矽卡岩型矿床、热液型矿床等。中国伴生硒矿床中，岩浆岩型铜镍硫化物矿床是最主要的类型之一，其储量约占全国的一半。含硒矿物有黄铜矿、方黄铜矿、磁黄铁矿、黄铁矿和镍黄铁矿等。类似的矿床在内蒙古、吉林、云南等地也有发现，成为目前回收硒的重要来源之一。

斑岩型铜矿床同样是中国重要的伴生硒矿床类型，硒主要分布在花岗闪长斑岩中，矿体则集中在岩体上部的内外接触带。主要矿石类型为细脉浸染型，其次是浸染型和细脉型。硒存在于黄铁矿、黄铜矿和辉钼矿等硫化物矿物中。主要矿床包括位于江西东北的德兴金山铜矿，这是一个特大型的金硒矿床，同时伴生钼、钴、银、碲以及铼等矿产。

矽卡岩型铜或铅锌多金属矿床在中国也具有重要的地位。根据矿物组合，可以分为两个亚类：一种是矽卡岩铜矿床，其硒含量丰富。以九江市的城门山铜矿为例，该矿床是一个包含多种元素的大型综合性矿床，矿体位于燕山期的花岗闪长岩与石炭系、二叠系和三叠系的碳酸盐岩接触带，部分矿石则分布在岩体内部。硒以类质同象①的形式存在于黄铁矿和黄铜矿中，矿床规模可达特大型。此外，铜录山、封山洞、铜山口、武山和永平铜矿也发现了伴生的硒矿。还有一种矽卡岩铅锌伴生的硒矿，广西的拉么、云南的都龙和广东的天堂等矿床均属于这一类型。

在热液成矿的各个阶段，硒都能够富集成为工业矿床，因此热液型矿床也是硒的重要来源之一。甘南碌曲县拉尔玛铀硒金矿床、青海省玛沁县德尔尼镓铟银锌硒金钴铜矿床、陕西省鄠邑区东流水铜金硒矿床都是该类硒矿床的典型代表。

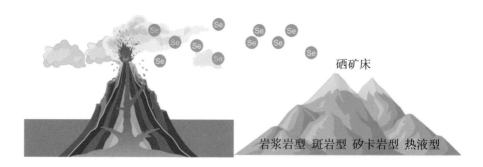

硒矿床

岩浆岩型 斑岩型 矽卡岩型 热液型

图 1-11 地球岩层图

---

① 类质同象是指晶体结构中的某些离子、原子或分子的位置一部分被性质相近的其他离子、原子或分子所占据，但晶体结构形式、化学键类型及离子正负电荷的平衡保持不变或基本不变，仅晶胞参数和折射率、比重等物理性质有随置换数量的改变而作线性变化的现象。

硒通常以硒化物的形式存在于岩石和煤矿中。其通过土壤进入食物链，经农作物富集，通过膳食被人体摄入吸收。富含硒的食物主要包括以下几类：肉类、鱼类、内脏类、蛋类、豆类、蔬菜类、坚果类。食物是人体硒的主要来源，而土壤、水、植物和牲畜是硒在食物中的主要来源。因此，饮食习惯决定了居民从食物中摄入的硒是否足够。如果土壤缺硒，就意味着在那里生长的植物和那里的水缺硒，以植物为食的动物也缺硒，生活在该地区的人就无法通过日常饮食摄入足量的硒，所以人体也缺硒。

土壤中硒的地理分布、饮食中硒的消耗量与癌症的发病率之间存在密切关联。如果长期硒摄入不足，会导致身体不适，甚至会引起包括癌症在内的多种疾病的发生。因此我们应该每天适量补硒，可以多吃富有硒的食物来保证我们的营养摄取，从而降低癌症以及其他疾病的发生率，提高生命质量。在缺硒和贫硒地区更应开发富硒农产品来提高居民对硒的摄入量，确保机体有足够的血硒满足人体需求。

二、硒在人体中的形态与分布

（一）硒在人体中以什么形态存在

微量元素硒在人体健康中扮演着不可或缺的角色，是守护生命体的大功臣。在硒的营养功能研究领域，相关进展不断更新，从各种硒缺乏症到癌症等各种疾病的预防和治疗都与硒密切相关。

硒元素不能在体内自行合成，只能靠外部膳食营养摄入补充，或者额外摄取硒补充剂，其中包括无机硒和有机硒。无机硒最常见的形式是硒酸钠和亚硒酸钠，有机硒是硒代蛋氨酸和硒代半胱氨酸（Sec）[①]。硒代蛋氨酸是主要由植物合成的硒蛋白，超过90%的硒以这种形式储存在植物中，

---

① 硒代半胱氨酸是遗传密码中的第21个氨基酸，具有独特的生物合成路径和生物学性质。

成为植物捕食者的外源硒的主要形式。相反，硒代半胱氨酸主要存在于动物产品中。

硒对生命活动的调控与其存在形态密切相关，不同形态的硒在体内的转化效率决定了其不同生物功能，了解硒在体内的存在形态与功能是至关重要的。科学家们一直致力于硒与生命健康的研究，帮我们答疑解惑。他们发现硒主要是通过参与生物体内的蛋白质的合成来发挥生物学效应。硒进入生物体后，在基因密码子编码下，转化为硒代半胱氨酸，并以这种形式特异性地插入蛋白质中，形成硒蛋白（Selenoprotein）而发挥多种生物学作用。

1. 含硒氨基酸及合成过程

氨基酸是蛋白质的基本组成单位，人体大多数生物功能都需要氨基酸的参与。氨基酸的种类繁多，不同的氨基酸对人体有不同的作用机制。20世纪50年代，人类已经发现了合成蛋白质的20种基本氨基酸。1986年，从美国传来一个令人振奋的消息，科学家 Chambers 和 Zinoni 领导的团队分别发现原核、真核生物体内含硒蛋白质中的硒代半胱氨酸与先前发现的20种氨基酸具有类似特点，研究表明硒代半胱氨酸对应于终止密码子 UGA[①]，相应的转运核糖核酸（tRNA）基因已找到，含有硒代半胱氨酸的蛋白质是硒在生命体中发挥作用的关键所在，而蛋白质中的氨基酸是细胞中硒的主要形式。因此，硒代半胱氨酸的发现成为科学界研究微量元素硒的一个重要里程碑。为什么科学家会把硒代半胱氨酸认定是第21种基本氨基酸呢？它究竟有什么特别之处呢？

---

① 密码子是指信使 RNA 分子中每3个相邻的核苷酸组成一组，在蛋白质合成时，代表一种氨基酸的规律。UAG、UAA、UGA 是终止密码子，在信使核糖核酸（mRNA）的翻译过程中起蛋白质合成终止信号作用。

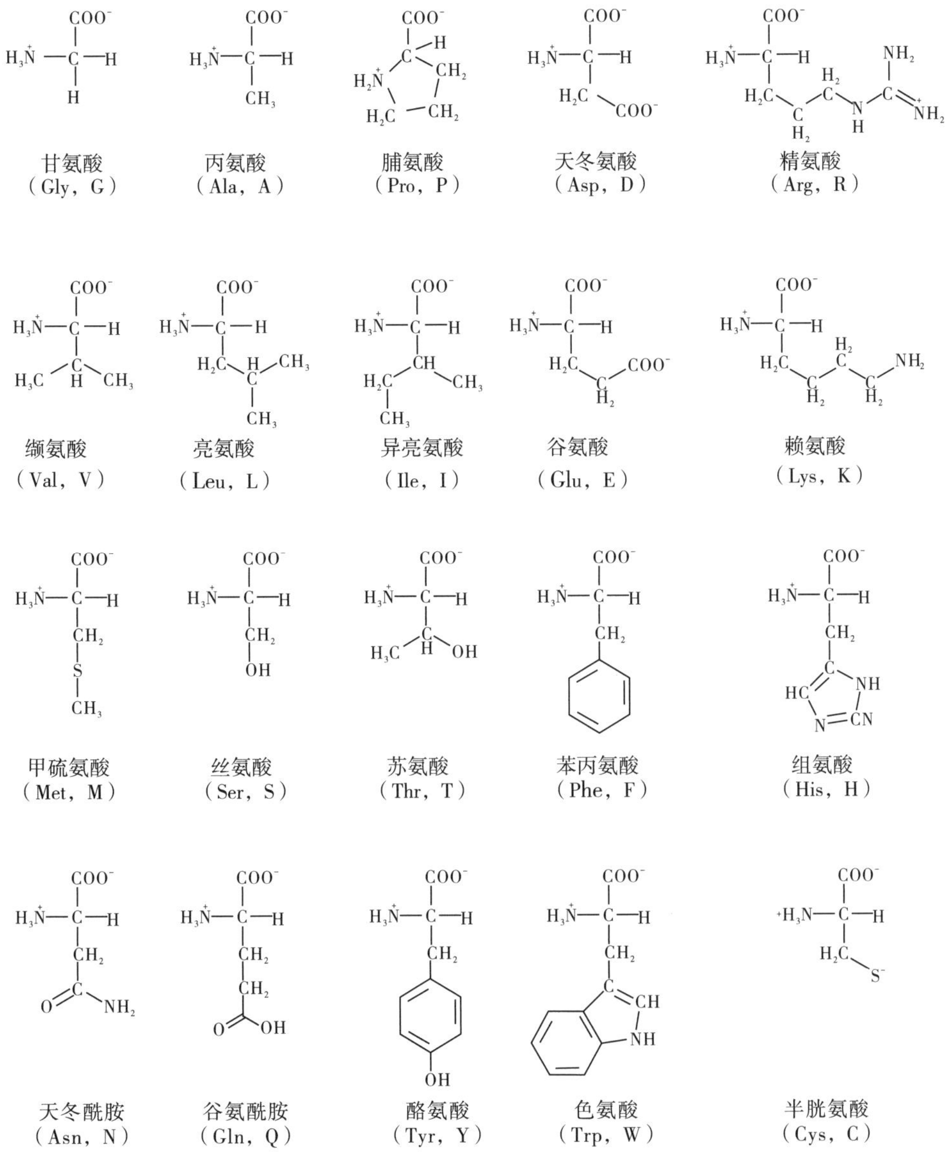

甘氨酸
（Gly, G）

丙氨酸
（Ala, A）

脯氨酸
（Pro, P）

天冬氨酸
（Asp, D）

精氨酸
（Arg, R）

缬氨酸
（Val, V）

亮氨酸
（Leu, L）

异亮氨酸
（Ile, I）

谷氨酸
（Glu, E）

赖氨酸
（Lys, K）

甲硫氨酸
（Met, M）

丝氨酸
（Ser, S）

苏氨酸
（Thr, T）

苯丙氨酸
（Phe, F）

组氨酸
（His, H）

天冬酰胺
（Asn, N）

谷氨酰胺
（Gln, Q）

酪氨酸
（Tyr, Y）

色氨酸
（Trp, W）

半胱氨酸
（Cys, C）

图 1 - 12　人体中 20 种基本氨基酸

　　这主要是由于，与人们熟知的 20 种基本氨基酸相比，硒代半胱氨酸无法从体外摄取获得，而是通过硒元素在体内基因编码的过程中得到，并插入硒蛋白中。对于普通氨基酸，氨基酸分子通常在细胞质基质中形成，然后通过相应的氨酰 - 核糖核酸合成酶偶联到同源核糖核酸上，最终参与蛋白质的合成。而有意思的是，硒代半胱氨酸的合成路径不同于普通氨基酸。虽然硒代半胱氨酸具有与半胱氨酸相同的结构，但其生物合成并不来自对半胱氨酸巯基上的硫原子的取代，而是来自对丝氨酸上羟基的取代，发生在专门的 tRNA 上（见图 1 - 13）。硒磷酸合成酶 2（SEPHS2）以 ATP 依赖的方式从含硒化合物中产生硒磷酸盐（$H_2SePO_3^-$），后者则是 O - 磷酸丝氨酸tRNASec转移 - RNA 合成酶（SEPSECS）的底物，从而合成硒代半胱氨酸。硒只与体内的氨基酸共价键结合形成硒蛋白来表现其生物学作用，调控机体的自由基代谢、抗氧化功能、免疫功能、生殖功能、细胞凋亡和激素分泌等。

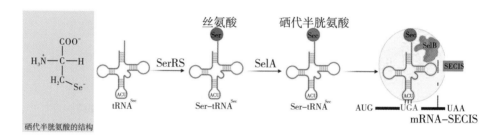

图 1 - 13　硒代半胱氨酸的生物合成过程

2. 硒蛋白及合成过程

硒蛋白，是指硒以硒代氨基酸形式存在于肽链中，并表现出硒生理活性的一类蛋白质。硒通过转化为硒代半胱氨酸参与机体 25 种硒蛋白的合成，从而发挥多种生物学效应。那么，硒代半胱氨酸又是如何参与硒蛋白的合成的呢？首先，硒蛋白合成是一个非常复杂的生物学过程，而硒代半胱氨酸掺入蛋白质是由密码子 UGA 介导的翻译过程。其他的必需微量元素通常以辅因子形式与蛋白质相互作用，但硒是作为 UGA 密码子编码的第 21 种天然基本氨基酸——硒代半胱氨酸的一部分被翻译并结合到多肽链中，任何含有硒代半胱氨酸的蛋白质都可以被定义为硒蛋白，也就是说，硒主要是通过在体内转化成硒代半胱氨酸后插入蛋白质中发挥功能。

硒代半胱氨酸由密码子 UGA 进行编码，而 UGA 通常是决定蛋白质合成停止的终止密码子。将 UGA 识别为硒代半胱氨酸密码子而不是终止密码子的关键为硒蛋白 mRNA 上具有茎环结构的 SECIS 元件，称为硒代半胱氨酸插入元件。在真核生物中，SECIS 元件通常位于硒蛋白 mRNA 3′端的非翻译区，它与 SECIS 结合蛋白 2（SBP2）形成的复合物能够与特定的延伸因子 EEFSEC 与 Sec-tRNA$^{(Ser)Sec}$ 形成的复合物结合，从而将硒代半胱氨酸插入硒蛋白中（见图 1-14）

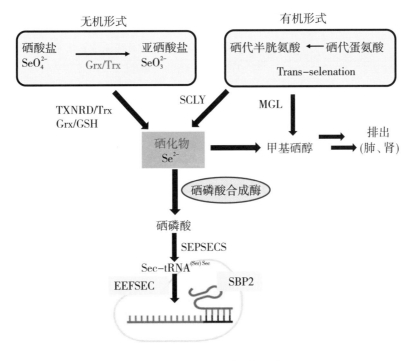

图 1-14　硒蛋白的生物合成

3. 硒蛋白的分类与功能

至今已经发现的人体硒蛋白有 25 种，包括：谷胱甘肽过氧化物酶 GPx（GPx1、GPx2、GPx3、GPx4、GPx6），碘甲状腺原氨酸脱碘酶 DIO（DIO1、DIO2、DIO3），硫氧还蛋白还原酶 TXNRD（TXNRD1、TXNRD2、TXNRD3），硒磷酸合成酶 SEPHS2，以及硒蛋白 F（原名 15kDa 硒蛋白、SelP15）、硒蛋白 H（SelH）、硒蛋白 I（SelI）、硒蛋白 K（SelK）、硒蛋白 M（SelM）、硒蛋白 N（SelN）、硒蛋白 S（SelS）、硒蛋白 O（SelO）、硒蛋

白 P（SelP）、甲硫氨酸亚砜还原酶 B［原名硒蛋白 R（SelR）］、硒蛋白 T
（SelT）、硒蛋白 V（SelV）和硒蛋白 W（SelW）。

其中，按照功能，硒蛋白可以分为以下几种（见表 1 - 3）：

表 1 - 3　硒蛋白的分类

功能	名称	主要分布	具体功能
具有抗氧化能力	GPx1	肝脏、红细胞（细胞基质）	传递催化还原过氧化氢、脂质过氧化物
	GPx2	肝脏、胃肠道上皮细胞（细胞质）	催化还原过氧化氢、有机过氧化物
	GPx3	血浆、肠（胞外）	催化还原过氧化氢
	GPx4	精子（生物膜、细胞膜）	催化还原过氧化氢、脂质过氧化物、有机过氧化物
	GPx6	胚胎组织、嗅觉器官上皮细胞	催化还原过氧化氢
	SelK	内质网	促进内质网中钙释放
	SelW	胞浆	进行氧化调节
	SelR	细胞核、细胞基质	催化还原硫氧还蛋白（Trx）还原氧化态蛋氨酸
传递氧化还原信号	TXNRD1	细胞基质	以黄素腺嘌呤二核苷酸（FAD）为辅酶，催化 NAPDH 还原硫氧还蛋白（Trx）
	TXNRD2	线粒体	
	TXNRD3	睾丸	
具有蛋白质折叠功能	SelP15	内质网	影响糖蛋白折叠
	SelN	内质网	调节细胞内钙释放
	SelM	内质网	重排位于内质网中蛋白质的二硫键
	SelS	血浆、内质网	调节细胞因子分泌和炎症反应
负责硒的运输和储存	SelP	血浆	负责硒的体内储存和运输

（续上表）

功能	名称	主要分布	主要功能
负责甲状腺激素代谢调节	DIO1	肝脏、肾脏	催化使甲状腺素活化或失活
	DIO2	脑垂体、甲状腺、心脏	催化使甲状腺素活化（主要活化酶）
	DIO3	大脑、胚胎、胎盘	催化使甲状腺素失活（主要失活酶）
负责硒代半胱氨酸的合成	SEPHS2	胞浆	合成硒蛋白的硒供体
其他	SelH	细胞核	调节谷胱甘肽合成
	SelI	未知	未知
	SelO	未知	未知
	SelT	内质网	调节胰岛 β 细胞功能和葡萄糖平衡
	SelV	睾丸	未知

人体中存在多种转运蛋白，参与了硒的吸收和转运过程。其中最为重要的是硒转运蛋白（SeP）和硒结合蛋白（SeBP）。SeBP 是一种低分子量的蛋白质，它可以帮助硒在血浆中的运输，使其能够被各个组织细胞利用。SeBP 可以与硒结合成为复合物，起到储存和释放硒的作用。这些产物进一步被运输到不同的组织中，并参与许多重要的生理过程，如抗氧化、免疫调节和细胞增殖等。

所有来自膳食中的硒化合物都会参与硒蛋白合成。为了维持最重要器官的硒水平，肝脏会在血浆中产生硒蛋白，这是血浆硒的主要来源。显然，肝脏是硒调节的中心，肩负着存储和分配的责任。硒蛋白可以被肝脏和其他组织合成，其中硒转铁蛋白主要用于铁的转运，硒蛋白 P 则是硒的主要储存形式。血浆中的硒主要以硒蛋白的形式存在，如硒转铁蛋白、硒蛋白 P、硒蛋白 W 等。硒蛋白 P 是血浆中的主要硒蛋白，可表达于各种组织，如动脉内皮细胞和肝血窦内皮细胞。硒蛋白P调节全身硒的总量并将硒转移到有需要的细胞，然后再转移到有需要的重要硒蛋白上，形成全身硒蛋白层级。硒蛋白P是硒的转运蛋白，也是内皮系统的抗氧化剂。肝脏是硒的代谢中心，它通过血浆将硒蛋白输送到其他组织。

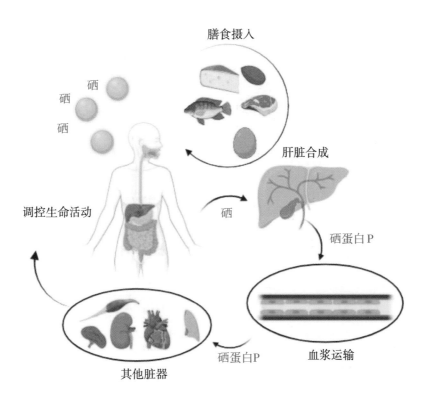

图1-15　硒蛋白P的合成和运输

综上所述，硒蛋白家族广泛存在于体内。根据现有的研究工作，我们可以知晓硒在体内通过硒蛋白的合成发挥功能，它除了影响细胞的生存外，还可以通过调节细胞的新陈代谢，甚至基因表达影响细胞分化的方向，并以肝脏为调节中心，构建体内硒水平，尽可能平衡硒的生物活性和毒性。那么，硒蛋白发挥生物学效应的机制是怎样的呢？我们将继续探秘。

（二）人如何吸收、代谢硒

我们认识到，硒在人体内主要通过转化为硒蛋白发挥作用，那么其在转化为硒蛋白前后是如何被人体吸收、代谢的呢？

1. 硒的吸收过程

我们知道，硒主要通过饮食摄入进入人体。食物中的硒主要分为有机形式（硒代胱氨酸、硒代蛋氨酸）和无机形式（硒酸盐、亚硒酸盐），这两种形式的硒均可被人体吸收，但吸收利用率有所不同。多数情况下有机硒更容易被人体吸收和利用。

硒的吸收主要发生在人体小肠上段，其吸收机制与其他微量元素类似，包括被动扩散、主动转运和离子通道转运等。

一般来说，无机硒的吸收主要通过被动扩散的方式，其吸收率可达到50%以上。亚硒酸盐被吸收后，在体内各种酶的作用下还原成 HSe^-，然后参与硒蛋白的合成；硒酸盐被吸收后则要被还原成亚硒酸盐，再通过相同的途径发挥作用。

有机硒（如植物和硒酵母中的硒代氨基酸）需要借助转运蛋白进行主动转运，以硒代蛋氨酸和硒代胱氨酸的形式储存于蛋白质中，其吸收率可达80%。有机硒与蛋白质中的氨基酸结构相似，可以像普通氨基酸一样通过氨基酸转运系统被肠道细胞吸收，比无机硒形态更容易被人体吸收和运输到各个组织器官，因此有机硒形态能够更好地被人体吸收和利用。

此外，肠道上皮细胞表面的离子通道也可以通过运输离子的方式帮助硒进入细胞内。部分硒在胃酸和肠谢酶的作用下被转化为硒离子（Se^{2-}）并通过肠道黏膜的离子通道进入血液循环，与血浆蛋白结合，形成硒蛋白复合物，通过硒蛋白的形式发挥各种生物学作用。

2. 硒的转化过程

硒在人体的代谢是一个较为复杂的过程，在这个过程中离不开硒在体内的关键中间体 HSe^-。HSe^- 是利用和排泄硒的主要形式。整个代谢过程通过 HSe^- 分为两部分：在硒转化为 HSe^- 中间体之前，每种化合物的代谢途径都是独特的，但不同结构的含硒化合物最终都被还原成 HSe⁻；在转化为 HSe⁻ 中间体之后，所有来自外界的硒化合物都会参与硒蛋白合成、甲基化和排泄途径。那么，不同形态硒的具体代谢过程有何差异呢？

（1）HSe⁻ 中间体的上游过程。

不同形态的硒被人体吸收后，通过一系列复杂的代谢转化过程以硒蛋白形式发挥作用。那么硒在体内的代谢转化过程是怎样的呢？

亚硒酸盐的代谢转化离不开体内各种还原系统。亚硒酸盐和谷胱甘肽（GSH）反应产生硒代谷胱甘肽（GSSeSG）。一方面，GSSeSG 可通过还原型辅酶Ⅱ（NADPH）和谷胱甘肽还原酶（GR）还原为谷胱甘肽硒硫化物（GSSeH），而后 GSSeSG 和 GSSeH 均分解为元素硒，最后产生了一种酸挥发性硒化物 HSe⁻。另一方面，亚硒酸盐和 GSSeSG 还可以通过硫氧还蛋白还原酶（TXNRD）以及硫氧还蛋白（Trx）和谷氧还蛋白（Grx）系统被还原为 HSe⁻。

硒代氨基酸的代谢途径明显不同于无机亚硒酸盐。硒代蛋氨酸（SeMet）具有高生物利用度和低毒性，因此是饮食补充的普遍形式。作为蛋氨酸（Met）的硒类似物，SeMet 可以非特异性地掺入蛋白质中代替 Met，直到它们被降解。SeMet 通过反式硫化途径转化为硒代半胱氨酸（Sec），Sec 再转化为 HSe⁻。

（2）HSe⁻ 中间体的下游过程。

HSe⁻ 的下游转化过程即硒代谢为硒磷酸盐，再转化为硒半胱氨酸，最后形成硒蛋白发挥作用的过程。

各种形式的硒在体内转化为 HSe⁻ 后，在硒磷酸合成酶 2（SEPHS2）和 ATP 的作用下进一步代谢为硒磷酸盐。硒磷酸盐经过 O - 磷酸丝氨酸 tRNASec 转移 - RNA 合成酶（SEPSECS）催化合成硒半胱氨酸。硒半胱氨酸再转化为硒蛋白发挥各种生物学作用。简而言之，在含有 Sec 的蛋白质合成过程中，先由信使核糖核酸（mRNA）上的 UGA 识别与 Sec 结合的转运核糖核酸（tRNA），再经过复杂的翻译过程，将它掺入蛋白质中，形成含有 Sec 的硒蛋白而发挥其生物学作用。

硒经人体代谢转化后主要以硒蛋白的形式发挥生物学作用，但多余的硒又是如何排出体外的呢？这就不得不提到硒在体内的排泄过程。

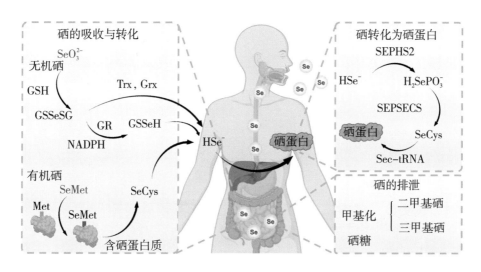

图1-16　硒在体内的吸收、转化与排泄

3. 硒的排泄过程

硒主要通过尿液、粪便、汗液以及指甲、毛发、呼气等途径排出体外。其中，尿液是硒排泄的主要途径，占排泄总量的50%～60%。粪便则占排泄总量的30%～40%。剩余少量的硒通过汗液、指甲、毛发、呼气这些途径排出。成人每天排出的硒大约为50μg。

人体内硒的排泄有两种途径：甲基化和硒糖通路。甲基化途径被认为是一种解毒途径，因为甲基化代谢物的毒性较低，甲基化途径产生二甲基硒和三甲基硒。硒在尿液中的主要排泄物是三甲基硒化物，这是硒在体内代谢解毒的主要途径。给予高剂量硒时，机体会从呼出气中排出挥发硒（二甲基硒化物）。汗液排泄硒量很少，唾液含硒量也较低。而硒糖的生物学意义尚不清楚，尿硒代谢物除了甲基硒外还有硒糖，硒糖是微量硒代谢物。

综上所述，硒在人体内的吸收、代谢是一个复杂的过程，涉及各种化学变化和生物反应，多个环节相互交叉影响。了解硒的摄入和代谢情况，对人体健康判断、科学高效补硒具有重要影响。

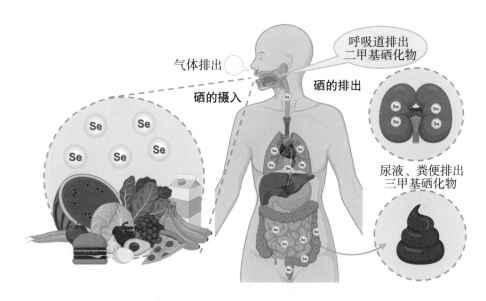

图 1 - 17　硒的摄入与排出途径

（三）人体中的硒如何分布

1. 人体中硒的分布

硒在人体内的分布比较广泛，主要分布在各个组织和器官中，例如肝、肾、生殖腺、血、脾、心、肌肉、胰、肺、脑、骨及消化道。一般来说，硒在人体内的分布量与人体内的蛋白质含量有关，而蛋白质含量又与器官的代谢活动密切相关。因此，代谢活跃的器官含有的硒也相对较多。例如，肝、肾、心和甲状腺等器官中的硒含量较高。以下是硒在人体各组织器官中主要的分布情况：

表 1－4　人体中硒的分布

部位	主要存在形式	功能
血液	含硒蛋白质，如硒蛋白 P	维持血液系统正常功能，维持红细胞膜稳定性
肝脏	硒蛋白，包括 GPx、TXNRD 等	储存、转化硒，合成、分泌硒蛋白
肾脏	以硒蛋白为主，也含部分甲基化硒化合物	维持肾脏结构和功能完整性，参与肾脏代谢过程
心脏	含硒蛋白质，如 GPx 等抗氧化硒蛋白	清除自由基，保护心肌细胞免受氧化应激损伤，维持心脏功能
甲状腺	含硒蛋白质，如甲状腺过氧化物酶 TPO、硒蛋白 DIO 等	参与甲状腺激素的合成，维持正常生理功能
脑	硒蛋白，如硒蛋白 P	预防神经退行性疾病，如阿尔茨海默病和帕金森病
淋巴组织	含硒蛋白质	影响免疫细胞增殖、分化和细胞因子产生，参与免疫应答的调节

（1）血液。

血液中的硒主要以与蛋白质结合的形式存在，如硒蛋白 P 等。血浆中的硒主要来自膳食中的硒，同时还有部分来自肝脏和胰腺等器官的释放。硒的充足摄入对于维持血液系统的正常功能至关重要。硒对于维持红细胞膜的稳定性具有重要作用，有助于防止溶血和红细胞损伤。

（2）肝脏。

肝脏是人体内最大的脏器，是代谢和解毒的中心。胃肠道吸收的硒首先被转运至肝脏，肝脏是硒的代谢中心，它通过生成硒的代谢物来调节全身硒的分布，并通过血浆将硒蛋白 P 转运到其他组织。硒蛋白 P 调节全身硒的总量并将硒转移到有需要的细胞，然后再转移到有需要的重要硒蛋白上，形成全身硒蛋白层级。硒在肝脏中的含量较高，是因为肝脏是硒的主要储存、转化器官，同时肝脏也是硒蛋白合成和分泌的重要场所。

（3）肾脏。

肾脏是人体内的排泄器官，其中也含有较多的硒。肾脏中的硒含量与肝脏相当，约占硒在人体内总量的10%。硒对于维持肾脏结构和功能的完整性具有重要作用。硒缺乏可能导致肾脏功能障碍，增加患肾脏疾病的风险。硒蛋白还参与肾脏中的多种代谢过程，包括氨基酸代谢、蛋白质合成和降解。

（4）心脏。

心脏是人体最重要的器官之一，它的代谢活动较为活跃，因此硒在心脏中的分布也较多。硒在心脏的各个部分都有分布，但主要集中于心肌细胞，尤其是在心肌细胞的线粒体中。线粒体是细胞的能量工厂，硒在线粒体中的存在与其抗氧化功能密切相关。此外，硒作为谷胱甘肽过氧化物酶（GPx）等硒蛋白的一部分，在心脏中起到重要的抗氧化作用。这些酶可以清除自由基，保护心肌细胞免受氧化应激的损伤，这对于维持心脏功能和预防心脏疾病至关重要。

（5）甲状腺。

甲状腺是人体内主要的硒储存场所之一，因为甲状腺素的合成需要硒的参与。硒在甲状腺滤泡上皮细胞中含量丰富，特别是在甲状腺激素合成的活跃区域。硒是甲状腺激素合成过程中不可或缺的微量元素，是甲状腺过氧化物酶（TPO）的组成部分，该酶可以催化碘的活化，这是甲状腺激素合成的关键步骤。TPO 将碘离子（I^-）氧化成活性碘（I_2 或 IO_3^-），进而参与甲状腺激素（如甲状腺素 T4 和三碘甲状腺原氨酸 T3）的合成。因此，缺硒会导致甲状腺功能减退。

（6）脑。

脑同样是人体内最重要的器官之一，也是代谢活动最活跃的组织之一。硒在大脑的多个区域都有分布，包括大脑皮层、海马体、小脑和脑干，主要存在于神经元和神经胶质细胞中。硒水平与一些神经退行性疾病，如阿尔茨海默病和帕金森病可能存在关联。研究表明，硒的抗氧化作用可能有助于减缓这些疾病的恶化。

（7）淋巴组织。

淋巴组织是人体免疫系统的重要组成部分，淋巴结、脾脏和胸腺等免疫器官含有相对较高浓度的硒。硒对于免疫系统具有显著的调节作用，它是多种硒蛋白的一部分，这些硒蛋白在免疫细胞的活化和功能调节中发挥作用。硒通过影响免疫细胞的增殖、分化和细胞因子的产生，参与免疫应答的调节。

综上，硒在人体内的分布极为广泛。总体来说，硒在人体内的分布与其生理作用密切相关。了解硒在人体内的分布情况，有助于人们更好地保持硒的平衡，维护身体健康。

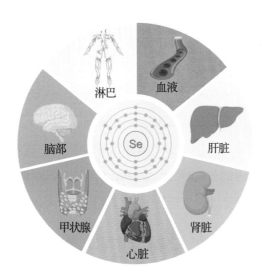

图 1 – 18　硒在人体内的分布

2. 人体中硒分布的影响因素

值得一提的是，硒在人体内的分布受到多种因素的影响。例如，硒缺乏时，体内的硒可能会重新分配，以确保最关键的组织和器官（如心脏和大脑）的硒供应。机体组织利用硒的顺序首先为脑，其次是甲状腺、睾丸和垂体，最后是心脏、肾脏、肝脏、肌肉、红细胞等。此外，硒在不同地区的分布差别，导致人体对硒的摄取存在差异，不同环境人群体内硒的分布也是有所不同的。影响人体硒分布的因素主要包括以下几个方面：

（1）食物来源。

硒是通过饮食摄入的，因此饮食中的硒含量是影响硒在人体内分布的重要因素。不同食物中的硒含量不同，例如巴西坚果、燕麦、大蒜等食物中的硒含量比较高，而白面包、白米饭等则相对较低。因此，饮食结构和食物选择会直接影响硒在人体内的分布情况。

（2）年龄和性别。

硒在人体内的分布受到个体的年龄和性别的影响。研究表明，女性一些组织中的硒含量相对于男性较低，而老年人体内的硒含量也比较低。

（3）健康状况。

健康状况会影响硒在人体内的分布。例如，疾病、感染和炎症等情况会导致硒在人体内的分布发生变化。

（4）生活习惯。

生活习惯会影响硒在人体内的分布，如吸烟、饮酒等不良习惯会影响硒的吸收和利用，从而影响其在人体内的分布。

总之，硒在人体内的分布受到多种因素的影响，这些因素互相作用，共同决定硒在人体内的分布情况。因此，人们应该保持合理的饮食结构，注意身体健康，养成健康的生活习惯，以维持人体内硒的平衡。

（四）摄入的硒在人体内能存在多久

1. 人体中硒的半衰期

机体将所吸收的元素减少到原有量的一半所需要的时间，被称为生物半衰期。在医学检验中，生物半衰期常用于衡量药物在体内的消除速率；在临床治疗中，生物半衰期的概念也用于指导药物剂量的调整和治疗效果的监测。半衰期越短，说明元素的持续作用时间越短。要知道摄入的硒在体内能存在多久，就需要了解硒在人体内不同部位的半衰期。

有研究者用同位素示踪法追踪动物摄入 ^{75}Se（亚硒酸钠）示踪剂，测定硒的生物半衰期和在单个器官的滞留率。这项研究发现，硒的生物半衰期最短的器官是肝脏、肾脏和胰腺，将近 4 天，在心脏中的半衰期为 9 天，血液中为 7 天，而在肌肉（12 天）、脑和肺脏（13 天）中的半衰期较长。

尽管硒在受试动物体内的半衰期已有结论，但是硒在人体内的半衰期仍说法不一。2012 年，有研究者报道硒在人体的半衰期为 11 天左右，其被机体吸收后会较快地排泄掉。但在 2014 年，其他研究者得出了不同的结论——在对 6 例受试者采用一次性注射 ^{75}Se 后，肌肉中硒的半衰期为 100 天，肿瘤为 70 天，肝脏为 50 天，肾脏为 32 天，血清为 28 天。此外，还有其他不同的试验结果，但也都是以"天"计算，说明硒的代谢较快，能够不断吸收，不断排出。

2. 影响硒半衰期的因素

硒在人体内的存在时间差异较大，可能是因为硒在人体内的半衰期受到多种因素的影响。

（1）硒的化学形式。

硒的无机形式（如亚硒酸盐和硒酸盐）和有机形式（如硒代蛋氨酸和硒代胱氨酸）在体内的吸收、代谢和排泄速率不同，从而影响其半衰期。有动物研究实验证明，机体获得有机硒的生物利用度比无机硒高；同样的情况在人体研究中也被观察到。虽然无机硒和有机硒二者都要穿过肠壁，但是硒代蛋氨酸等有机硒的生物利用度较高，血清中硒的浓度下降更缓慢，甚至在补充硒实验结束后几个月还保持高血硒浓度。

（2）摄入硒的量。

摄入硒的量对硒半衰期有较大影响。机体摄入正常量硒时，能维持正常的吸收、转化、排泄平衡，缓慢排出过量硒；但当摄入过量硒时，机体会通过甲基化和硒糖通路，通过尿液、粪便、汗液、指甲、毛发、呼气等途径短时间内排出大量硒。

（3）器官功能。

不同器官对硒的需求和利用程度不同，如肝脏、肾脏和胰腺等器官中硒的半衰期较短，而肌肉、脑和肺脏中硒的半衰期较长。肝脏主要负责储存、转化硒，合成、分泌硒蛋白；肾脏中的硒可以维持肾结构和功能的完整性；甲状腺中的硒参与甲状腺激素合成；脑中的硒能预防神经退行性疾病。硒在不同器官的不同功能导致了硒的半衰期不同。

（4）营养状态。

机体的营养状态，包括维生素 E、铁和其他微量元素的摄入量，会影响硒的代谢和利用，进而影响其半衰期。有研究指出，铁离子可以将摄入的硒沉淀，形成不能被肠细胞吸收的复合形式；而硫则通过竞争空间来降低硒的吸收。

（5）遗传因素。

个体的遗传差异可能影响硒的代谢酶活性，从而影响硒的半衰期。

（6）生理和病理状态。

年龄、性别、健康状况和存在某些疾病等生理和病理状态都会影响硒的半衰期。

（7）环境因素。

环境中的硒含量、暴露水平以及个体所处的环境条件都可能影响硒的半衰期。

（8）生活方式。

饮食、运动、应激水平等生活方式因素也可能影响硒的半衰期。

综上所述，硒在人体内的半衰期是一个复杂的问题，受到多种内在和外在因素的影响。多项研究结果表明，硒的生物半衰期比较短，这说明硒在机体内的代谢速度是非常快的，且吸收后不久就能通过代谢的方式排出体外。因此，人体需要不断地补充硒元素，以供应人体每天所需的硒代谢量。

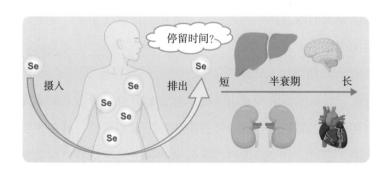

图 1-19　硒在人体内的停留时间

三、人体对硒的需求与平衡

硒因其生理功能的多样性被誉为"生命的火种"和"心脏的守护神"。如何通过科学补硒使其在饮食中发挥最大的作用呢？平衡之道，正是关键。正常人体内的硒含量为 14～21mg，广泛分布于所有组织和器官。然而，由于硒资源分布极不平衡，世界上不同地区的土壤及食用植物中的硒含量不同，从而影响人类对硒的摄取水平。

克山病（也称地方性心肌病）和大骨节病都被认为是由于低硒地区的农作物中含硒量过低引起的地方性疾病。此外，富硒地区的居民或过量补硒的人群常常因硒摄入过量出现脱发、指甲脱落、周围性神经炎以及生长迟缓等病症。无论是硒缺乏还是硒过量，都会对人体造成不同程度的损害。因此，确保硒的摄入平衡对健康的维持至关重要。

硒缺乏 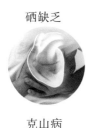 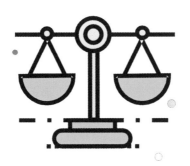 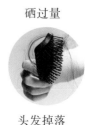 硒过量

克山病 头发掉落

图 1-20　科学补硒，势在必行

（一）人体缺硒会引发什么问题

1935 年，在中国黑龙江省克山县发现一种奇怪的病——克山病。它多发于儿童，是一种以多发性灶状心肌坏死为主要病变的地方性心肌病。克

山病患者心脏奇大，可占整个胸腔的 1/2，并伴有急性或慢性的心衰竭和心律失常的症状。此病一度肆虐全国六省区，覆盖人口高达 1.24 亿，死亡率居高不下。我国营养学及微量元素研究专家对克山病进行了多年的研究，发现这种疾病人群的血液和头发中硒含量均低于健康人群，而通过硒的补充能有效地预防克山病的急发。这两个方面揭示了硒缺乏是克山病发病的基本因素，同时也进一步证明了硒是人体必需微量元素。与缺硒直接相关的疾病超过 40 种，例如，人体硒缺乏可诱发肝、肾脏疾病，大骨节病，心脑血管疾病，糖尿病，以及各种类型的癌症等。值得关注的是，科学家们将硒的研究进一步发展到了对疾病的预防方面，通过适量补硒可以有效降低这些疾病的发生发展。截至目前，仍然有不少缺硒地区的居民血硒水平普遍低于贫硒地区居民，贫硒地区居民血硒水平低于富硒地区居民。世界卫生组织报告称，中国仍是 40 多个硒缺乏国家之一。下面详细介绍两种与缺硒密切相关的疾病，希望能让大家更深刻地认识到硒在人体健康中的重要作用。

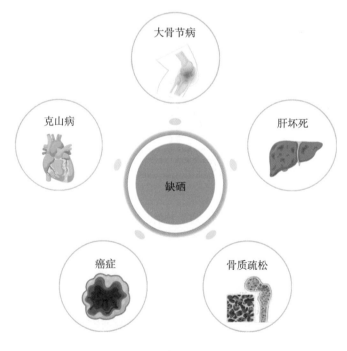

图 1-21　与缺硒有关的疾病

1. 克山病的发现与认识

在我国普遍缺硒的东北地区，克山病的发病率极高。起初，该病于1935 年在黑龙江省克山县的农村爆发，多见于儿童和孕妇。患者普遍精神萎靡，食欲不振，心脏呈现不同程度的增大，部分患者出现口吐黄水，严重者可出现死亡。但遗憾的是，当时医疗水平和经济条件十分受限，导致病情一直没有得到很好的控制，医治起来也是无从下手，当地居民面对这种情况非常恐慌。该病主要发生在低硒地区，并有环境卫生差、易受病毒感染等影响因素。其临床表现多为急性或慢性心功能不全、心律失常，病理改变以心肌的实质性变性、坏死和纤维化为主，心脏普遍扩大，心壁通常不增厚。

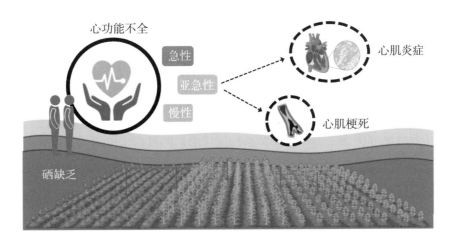

图 1-22　硒缺乏引起克山病

此外，值得关注的是，在克山病地区，除了当地居民出现了这种地方性心肌病以外，在当地饲养的动物身上也发现了类似的病症，称为幼畜白肌病。兽医工作者和本地医生早期注意到克山病和幼畜白肌病在心脏病理改变和流行特点方面具有相似之处，曾提出两者可能同属一种病的设想，随即使用亚硒酸钠片进行预防和治疗，并取得相同的疗效。1965 年，西安医学院在陕西发现合并用亚硒酸钠及维生素 E 联合使用，能有效降低克山病的发病率，具有一定的预防效果。1969—1972 年，中国预防医学科学院的克山病防治小分队在黑龙江单独使用亚硒酸钠片治疗后，发现硒参与保护心血管功能。研究人员进一步分析发现，克山病病区土壤和粮食中硒含量普遍偏低，居民日平均硒摄入量在 17μg 以下，头发硒含量低于 0.12mg/kg，血液硒含量低于 20μg/L（相当于富硒地区温汤镇居民的 1/5）。地质学工作者通过对病区外环境材料的分析，证实了从我国东北到西南形成一个缺硒地带，正好与克山病的分布一致，明确了缺硒是引发克山病的主要原因。

2018 年，研究人员通过对硒缺乏与克山病之间的关联进行荟萃分析发现，在给克山病流行区的居民补硒后，克山病的发病率明显降低。给予克山病患者每天 200μg 的硒补充剂 3 年后，其病情也得到了显著改善，如脱发减少、皮肤状态改善等。研究发现，硒可以提高谷胱甘肽过氧化物酶的表达与酶活性，以缓解心肌细胞的氧化损伤；还可以通过参与细胞氧化磷酸化过程、降低血小板的高活性状态来影响心脏的代谢功能，从而改善心肌收缩功能，预防克山病的发生。

心肌收缩是一个需要消耗大量能量的过程，线粒体可以通过氧化呼吸链不断合成 ATP 为心肌细胞的活动持续供能，同时由于电子传递也会产生大量的活性氧自由基（ROS）。生理水平的 ROS 可以通过多种机制调节糖代谢、脂代谢中酶的活性，但过量的 ROS 可引起细胞的氧化应激，对机体造成不利影响。正常情况下，人体的抗氧化防御系统可以及时清除过量产生的 ROS，将其控制在一个最有利于人体生理活动的平衡状态。当硒缺乏时，硒蛋白合成受阻，导致抗氧化酶合成减少，降低机体抗氧化能力而加剧心肌细胞的氧化损伤，引起心肌代谢紊乱、结构异常。此外，临床上克山病患者的心房钠尿肽和肌酸激酶水平与健康人群相比普遍升高，但缓激肽水平降低，这提示可能是与缺硒有关的多种酶合成障碍以及代谢水平紊乱破坏了正常的心肌能量代谢过程，从而引起心血管功能受损。这是克山病的病理机制，及硒缓解克山病的潜在作用机制。

当时，在证实了缺硒是引发克山病的主要原因后，专家立即对 10 多个省区的 300 多个病区进行了补硒，使暴发在缺硒地区的克山病得到了控制。在缺硒地区的居民需要常年口服亚硒酸钠，每 10 天口服一次，成人每次4mg，有心力衰竭的病人按照扩张型心肌病的治疗原则予以治疗。这次研究充分证实了硒与克山病的关系，与此同时也奠定了我国科学界在世界硒研究领域的重要地位。

2. 大骨节病的发现与认识

和克山病一样，大骨节病也是一种广泛流行在中国缺硒地区的慢性疾病，以骨骼畸形和关节疼痛为主要症状，严重者出现短指、短肢甚至矮小畸形。这种病最初被发现于贵州省遵义地区，因此也被称为"遵义骨病"。在当时，这个地区有大量的患者，特别是正处在生长发育时期的少年儿童。研究人员调研发现，遵义地区的土壤中缺乏微量元素硒。孙殿军[①]说，在我国地方病流行史中，民间形象地称大骨节病为"水土病""算盘指病""柳拐子病"，四川省一些地方称其为"骨节风"。

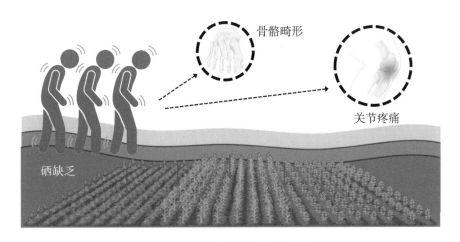

图 1-23　硒缺乏引起大骨节病

虽然大骨节病在我国发现得较早，但防治工作是从新中国成立后开始的。许多流行病学研究发现，大骨节病流行地区广泛存在硒元素缺乏的情况，大骨节病的分布地带与硒缺乏的分布地带是相吻合的。后续经过大量长期的研究，发现大骨节病主要存在地方性和波浪性两大流行特点。值得注意的是，全国大骨节病病区均处于低硒环境，且大骨节病内外环境均低硒在全国不同地区具有一致性。通过分析血生化指标发现，大骨节病患者体内普遍存在与低硒有关的代谢紊乱现象，而且患者的血液和头发中的硒水平明显低于健康人群。大骨节病患病人群体内硒蛋白的合成和硒酶的功能可能因机体长期硒摄入、吸收或利用不足而受损，从而导致大骨节病的发生。防治专家通过给大骨节病患者进行补硒（亚硒酸钠片）治疗，不仅明显缓解了其骨关节干骺端的病变，而且显著延缓疾病进展和降低新发病率。

硒与大骨节病之间的联系可能与硒在防止氧化应激和炎症方面的作用有关。其中氧化应激和炎症是大骨节病的主要发病机制之一，硒可能通过增加抗氧化酶的活性和减少促炎细胞因子的产生来帮助缓解这些过程。此外，硒可能通过调节参与细胞外基质合成和周转的基因表达，在维持软骨和骨组织的结构和功能方面直接发挥作用。1991年，研究人员发现，硒可以防止软骨细胞受到有机物的损害，是大骨节病的保护因子和自由基清除剂。2021年，研究进一步证实了纳米硒硫酸软骨素（SeCS）补充剂增加了活软骨细胞的数量，改善了细胞的超微结构，同时具有对软骨细胞的保护作用。此外，硒摄取不足会影响骨关节的离子代谢，特别是对骨骺有不利影响，可以造成骨骺的变性或者坏死，从而导致骨关节发育异常，甚至引起畸形。基于以上的调研，人们也认识到了硒对大骨节病患者的重要性。目前，硒与大骨节病的关联已得到确认，硒病的治疗已被纳入了中国国家卫生政策中。

对于出现大骨节病的儿童、青少年，若能及时地补充硒元素，并且均衡相关的营养物质，比如大蒜、鱼虾、牛肾或者是高硒鸡蛋以及富硒酵母等，随着生长发育，大骨节病的情况可以得到一定的改善。如果存在局部的疼痛、肿胀、活动受限等症状时，也可以通过相关的药物治疗、物理治疗等方法缓解病情。同时大骨节病的患者要注意加强日常的养护，避免过多地负重，以免造成不可逆的关节损伤。

（二）人体硒过量会引发中毒吗

俗话常说"物极必反"，人体缺硒会引发一系列疾病，若摄入过量硒是否也会引发毒性反应呢？答案是肯定的。

硒作为人体的必需微量元素，能够参与多种生理过程，如调节免疫、抗氧化和维持甲状腺功能等。但过量摄入硒会导致硒中毒，严重时甚至会危及生命。当人体每天硒摄入量多于 $400\,\mu g$ 时，会导致脱发、指甲脆弱、皮肤粗糙和神经紊乱。比如 1961—1964 年在我国湖北省恩施县爆发的以头发和指甲脱落为主要症状的"脱甲风""脱发风"，就是典型的地方性硒中毒症状。湖北省恩施市是我国主要的高硒地区之一，这里的居民常会受环境因素影响而摄入高硒食物，由此引发的中毒现象被称为地方性硒中毒。

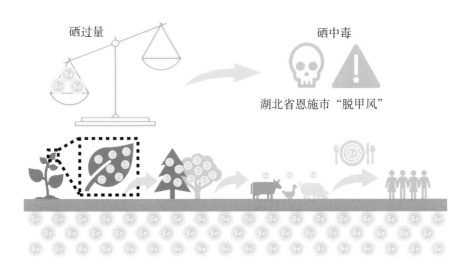

图 1-24　硒过量引起硒中毒

工作和生活在硒污染地区的居民，可能会出现职业性硒中毒和地方性硒中毒。职业性硒中毒是由于在工业生产中的职业长期接触过多的硒化合物而引起的。比如，湖北恩施地区的一些煤样中含硒量高达 8 万 ppm，而该地区的硒主要就来源于煤层（石煤）。长期在该高硒环境中从事工业生产的工人可能在作业过程中接触有硒尘释放出的烟雾和含硒化物的蒸汽，从而出现硒中毒现象。而地方性硒中毒则是由于某些地区的土壤、饮水和食物中硒含量过高而引起的。当地居民习惯使用烧石煤来烘干食品，煤烟中的硒就会间接通过污染的食物进入人体。而岩石和矿床中的硒进入土壤，引起农作物的含硒量增加，禽畜肉的含硒量也会因食用高硒饲料而升高，最终通过食物链引起人体硒摄入过量而中毒。硒中毒可以分为急性硒中毒和慢性硒中毒。慢性中毒者症状大多以毛发和指甲脱落、肠胃不适、乏力为主，严重者可能出现关节损害、肝脏损害以及神经系统症状。急性中毒患者会出现以失明、腹痛、流涎为主要特征的"蹒跚盲"综合征。

补硒过度时，机体无法有效代谢过量摄入的硒元素，导致其在体内积累并产生毒性。当摄入的硒超过肝脏的解毒能力时，就会发生硒中毒。原因主要是过量的硒干扰了硫辛酸的氧化还原循环，进而导致细胞内的谷胱甘肽耗竭。谷胱甘肽是一种重要的抗氧化剂，能够保护细胞免受氧化应激的损害。当其耗竭时，细胞的抗氧化能力下降，更容易受到氧化应激的伤害，从而加重细胞损伤。此外，高浓度的硒还具有直接的细胞毒性，能够破坏细胞膜结构并限制其功能，抑制酶活性，影响 DNA 合成等，进一步加剧了对细胞的损害。硒中毒目前无特殊解毒剂，治疗以催吐、洗胃、导泻补液等支持性疗法为主。那么，在日常生活中如何防止硒中毒呢？

（三）如何防止硒中毒

硒中毒的症状主要包括腹泻、呕吐、头痛、指甲脱落、脱发、皮肤瘙痒和麻木等，严重时还会出现肝、肾、心脏等器官损伤，甚至导致死亡。硒中毒的症状与硒的摄入量、时间、个体差异等因素有关。为了预防硒中毒，我们可以采取以下措施：

1. 控制硒的摄入量

硒是一种广泛存在于自然界中的微量元素，可以通过食物和水摄入。为了避免摄入过量的硒，我们应该控制硒的摄入量。成人每天的建议硒摄入量为不超过 400μg。了解含硒食物的来源，可以帮助我们更好地控制硒的摄入量。一些含硒食物可能来自含硒量高的土壤区域，因此在选择食物时可以考虑其产地。在摄入含硒食物时，应注意控制食用量。含硒量高的食物包括巴西坚果、燕麦、大蒜等，应适量食用。此外，一些烹饪方式会影响食物的含硒量，如长时间的煮沸、烤制等会使硒流失。

2. 选择优质的硒补充剂

如果需要补充硒，应选择可靠的品牌和正规的购买渠道，避免使用过期或不合格的产品。一些不合格的硒补充剂中可能含有过量的硒，导致硒中毒。因此，我们需要选择经过认证的产品，并认真阅读使用说明。

3. 根据需要补充硒

不同的人对硒的需求和耐受度不同，因此在补充硒时应了解自己的身体情况和健康状况。如果没有硒缺乏的情况，一般不需要额外补硒。如果需要补充硒，应结合自身情况和医生建议进行。使用硒补充剂时应遵守说明书中的用量和使用方法，不要随意增加或减少剂量。一些硒补充剂的剂量较高，如果超过了建议用量，可能会导致硒中毒。

4. 避免暴露于硒过量的环境中

硒中毒也可能来自环境中的含硒物质，如含硒的水、土壤和空气等。如果生活或工作环境中存在含硒的物质，应该采取相应的防护措施，避免暴露于硒过量的环境中。

预防硒中毒的关键是适量摄入硒，选择优质的硒补充剂，并遵守其使用说明。若出现了硒中毒症状，应及时就医。硒中毒的治疗方案应根据患者的症状和病情制订，主要包括停止摄入硒、增加饮水量、补充液体、使用螯合剂等，病情严重者可考虑住院治疗。

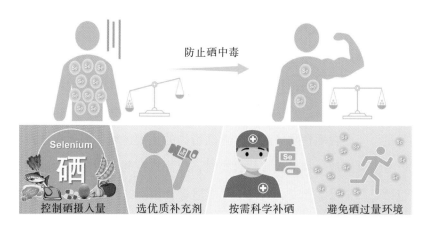

防止硒中毒

Selenium
硒

控制硒摄入量　　选优质补充剂　　按需科学补硒　　避免硒过量环境

图 1 - 25　预防硒中毒的方法

缺硒有风险，补硒需谨慎。因此，在日常生活中，我们注重补硒的同时也要合理控制硒元素的摄入量，避免超过安全上限。首先，我们可以通过合理选择食物来源和均衡饮食来保持硒元素的摄入平衡。还可以通过定期体检，检测血液、尿液以及头发中的硒含量来监测机体硒水平。成人男性的平均发硒含量约为 0.447mg/kg，成人女性的平均发硒含量约为 0.567mg/kg。人体发硒与肝硒、血硒的相关系数分别为 0.9 和 0.8。因此，通过检测人体的发硒指标就能较准确地反映人体硒的状况。

我国是世界上缺硒最严重的国家之一，缺硒的省份面积约占全国总面积的72%，其中30%为严重缺硒，这也是中国人缺硒的首要原因。不同地区土壤中含硒量的巨大差异导致硒缺乏相关疾病的患病人数逐年上升。合理、科学、健康的硒营养干预是预防疾病的必由之路。但补硒也不像我们想的那么简单，如何根据现有的指南来科学补硒呢？

我国著名营养学家杨光圻等多名科学家花了将近 8 年的时间，分别在高硒、低硒地区进行了大量的有关硒需要量和安全量的研究工作后给出了答案：正常成人每日的硒需要量约为 40μg，每日的界限硒中毒剂量为 800μg，因此推荐每日膳食硒供给以 50～250μg 为宜，最高不超过 400μg。以上数据已被 FAO、WHO、IAEA 三个国际组织采用。目前国际上将 200μg 作为癌症的预防剂量，将 400μg 作为癌症的治疗剂量。

为了控制公民的补硒量能维持在最有利于人体健康的水平，《中国居民膳食营养素参考摄入量（2023 版）》最新规定：成人的日平均硒需要量为 50μg，推荐每日最佳硒摄入量为 60μg，每日最高硒摄入量不宜超过400μg。硒在人体内的代谢速率较快，这更加表明长期补硒对于维持健康至关重要。此外，每种硒化物的生物利用度、可吸收性以及毒性都存在一定差异，因此，选择补充哪种硒，如何补，补多少，这些都是关键的科学问题，需要更多的科学建议。从营养学角度考虑，通过饮食摄取天然形式的硒往往比合成硒补充剂更安全。在注重补硒的同时，人们还需要注意个体的营养需求、选择合适的补硒产品，以及保持饮食的多样性。只有在全面均衡的饮食基础上，才能让硒元素更好地为人们的健康服务。

第二编

了解硒

本部分内容全面阐明硒与各种疾病发生发展的关系，及其发挥生物学效应的潜在作用机制。硒调控硒蛋白在癌症、神经退行性病变、免疫的启动和增强以及免疫调节中起着重要作用，且已经被大量的流行病学、临床前和临床干预研究的结果所验证。

扫码观看本编导读

了解硒

硒的生物学效应

- 硒发挥生物学效应的作用机理
  - 硒酶的种类及其生物学作用
  - 硒酶在疾病中的具体作用

- 硒是如何发挥抗氧化作用的
  - 从氧化损伤到疾病：一场不可忽视的生物化学变革
  - 硒的抗氧化之旅：揭示其在抗氧化系统中的关键角色

- 不同形态硒的生物学效应差异
  - 生物安全性
  - 抗氧化性
  - 免疫调节作用
  - 抗癌作用
  - 抗过敏作用
  - 骨修复作用
  - 抗菌作用
  - 其他生物学效应

- 硒能守护健康、为人体解毒吗
  - 硒守护人体健康：从有毒过氧化物到无毒水的转变
  - 硒的金属离子螯合作用：解毒英雄

硒与人体免疫

- 硒能提高人体免疫力吗
  - 硒与先天免疫
  - 硒与适应性免疫
  - 硒联合维生素E增强免疫力

- 硒能改善亚健康吗

- 硒能抗衰老吗

- 硒能抗病毒吗

- 硒能抗炎吗
  - 硒能抑制肠炎吗
  - 硒能抑制皮炎吗
  - 硒能抑制银屑病吗

硒与慢性疾病

- 硒与糖尿病的相关性
  - 什么是糖尿病
  - 硒与糖尿病
  - 硒缓解糖尿病并发症的机理
- 硒与肝脏相关疾病的相关性
  - 什么是肝病
  - 硒与肝病
- 硒与神经系统疾病的相关性
  - 什么是神经系统疾病
  - 硒与神经系统疾病
- 硒与不孕不育的相关性
  - 什么是不孕不育
  - 硒与不孕不育
- 硒与骨关节疾病的相关性
  - 什么是骨关节疾病
  - 硒与骨关节疾病
- 硒与心血管疾病的相关性
  - 什么是心血管疾病
  - 硒与心血管疾病
- 硒与甲状腺疾病的相关性
  - 什么是甲状腺疾病
  - 硒与甲状腺疾病
- 硒与前列腺癌的相关性
  - 什么是前列腺癌
  - 硒与前列腺癌
- 硒与眼部疾病的相关性
  - 什么是眼部疾病
  - 硒与眼部疾病

硒与癌症

- 癌症特性简介
- 硒对癌症的预防和术后帮助
  - 硒对癌症的预防作用
  - 硒对手术预后的帮助
- 硒对化疗的帮助
  - 硒增敏化疗
  - 硒改善化疗副作用
  - 硒增敏化疗的前沿研究
- 硒对放疗的帮助
  - 硒增敏放疗
  - 硒改善放疗副作用
  - 硒增敏放疗机制
  - 硒增敏放疗的前沿研究
- 硒对免疫治疗的帮助
  - 硒对先天免疫和适应性免疫系统的影响
  - 硒影响癌症中的免疫细胞
  - 硒影响癌症中的细胞因子
  - 肿瘤微环境中的硒
  - 硒的双重作用

一、硒的生物学效应

（一）硒发挥生物学效应的作用机理

硒广泛分布于人体组织中，与许多生理过程有关。就像"超级英雄"需要他们的"超能力"，硒在生物体内也有一套独特的"技能"，硒进入机体后，首先代谢成含硒氨基酸，然后调控硒蛋白，进而表现出一系列生物学作用，包括调控自由基代谢、抗氧化功能、免疫功能、生殖功能、调控细胞凋亡和激素分泌等。硒在抗氧化、代谢调节、免疫调控、重金属解毒和 DNA 修复等方面发挥生物学效应。那么硒发挥生物学效应的具体作用机理包括哪些方面呢？

硒主要是通过各种硒蛋白发挥生物学效应。硒蛋白在体内执行多种关键功能，其中硒酶是硒蛋白中的一种特殊类型。硒酶具有催化功能，能加速体内的化学反应。这些化学反应对于我们的身体的正常运作至关重要。因此，硒酶是硒蛋白团队中的一部分，专门负责催化反应，参与各种重要的生理过程。

1. 硒酶的种类及其生物学作用

在细胞生物化学中，酶是促进生物化学反应的一类蛋白质分子。与硒相关的酶通常包括硒依赖性的谷胱甘肽过氧化物酶和硫氧还蛋白还原酶等，它们在细胞内具有重要的抗氧化作用。目前已知的硒蛋白普遍具有酶的活性，主要包括谷胱甘肽过氧化物酶（GPx）、硫氧还蛋白还原酶（TX-NRD）、碘甲状腺原氨酸脱碘酶（DIO），这些硒酶的共同特征在于因含有 Sec 而具有催化氧化还原反应能力。其中，GPx 家族有 5 种硒酶，具有过氧化物酶①活性；TXNRD 家族包括胞浆型、线粒体型和睾丸型 3 个亚型，是已知唯一能够将氧化型的硫氧还蛋白（Trx）还原为其还原形式的硒酶；DIO 家族中有 3 种硒酶，分别是在肝脏和肾脏中表达的 DIO1，在大脑组织中表达的 DIO2 以及在胎盘、胚胎和大脑中表达的 DIO3，具有调节甲状腺激素合成和代谢的作用。

表 2 - 1　硒酶的种类、分布以及功能

硒酶的种类	分布	功能
谷胱甘肽过氧化物酶（GPx）	红细胞和肝脏（GPx1） 胃肠上皮细胞（GPx2） 肾脏和血浆（GPx3） 细胞质和线粒体（GPx4） 胚胎和嗅觉上皮细胞（GPx6）	利用还原型谷胱甘肽（GSH）作为底物，将过氧化氢和其他过氧化物还原成水，起到清除自由基和有害过氧化物的作用
硫氧还蛋白还原酶（TXNRD）	细胞质（TXNRD1） 线粒体（TXNRD2） 睾丸（TXNRD3）	利用 NADPH 为电子供体，将氧化型 Trx 还原为还原型，调节细胞内氧化还原平衡
碘甲状腺原氨酸脱碘酶（DIO）	肝脏和肾脏（DIO1） 大脑和脑垂体（DIO2） 胎盘、胚胎和大脑（DIO3）	催化甲状腺激素合成的关键酶，调节身体的新陈代谢、生长和发育

（1）谷胱甘肽过氧化物酶（GPx）及其功能。

GPx 是一类重要的酶，最早由瑞典生物化学家 Jens P. Jakobsson 和日本生物化学家 Takashi Shigeo 在 20 世纪 50 年代初发现。他们首次从动物组织中分离出这种酶。随着研究的深入，人们发现 GPx 不仅存在于动物组织中，还广泛分布于植物和微生物中。GPx 家族的成员包括多种异构体，它们在不同细胞和组织中有不同的表达模式和功能特点。

①谷胱甘肽过氧化物酶 1（GPx1）是广泛存在于各种细胞中的细胞型

---

①　过氧化物酶是指一类能够加速分解有毒的过氧化物（如过氧化氢、过氧化脂质等）的酶类，将过氧化氢转化为相对无害的产物，如水和氧气。

谷胱甘肽过氧化物酶；

②谷胱甘肽过氧化物酶2（GPx2）是主要分布在胃肠上皮细胞的胃肠型谷胱甘肽过氧化物酶；

③谷胱甘肽过氧化物酶3（GPx3）是血浆型谷胱甘肽过氧化物酶；

④谷胱甘肽过氧化物酶4（GPx4）是主要催化磷脂过氧化氢还原的磷脂过氧化氢型谷胱甘肽过氧化物酶，主要分布在细胞的细胞质和线粒体中；

⑤谷胱甘肽过氧化物酶6（GPx6）主要分布在胚胎和嗅觉上皮细胞中。

这些谷胱甘肽过氧化物酶利用还原型谷胱甘肽（GSH）作为底物，将过氧化氢和其他过氧化物还原成相应的水，从而起到清除自由基和有害过氧化物的重要作用。当GPx的活性降低时会出现线粒体肿胀，丙二醛水平增高，引起组织的氧化损伤，在机体老化乃至动脉粥样硬化等老年病以及克山病、大骨节病等地方病的发病中起着重要作用。

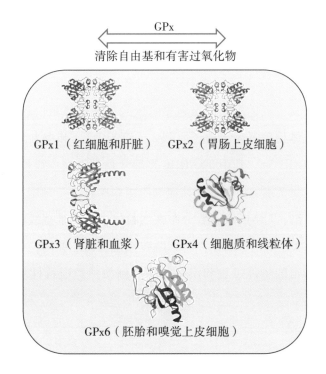

图2-1　GPx的分类和功能

（2）硫氧还蛋白还原酶（TXNRD）及其功能。

TXNRD 的发现和发展历史可以追溯到 20 世纪 60 年代末和 70 年代初。1962 年，硫氧还蛋白（Trx）首次从大肠杆菌中被分离和鉴定出来，其作为一种小型的氧化还原蛋白质，参与细胞内的多种代谢过程，尤其是在蛋白质折叠和 DNA 合成中起到关键作用。

在 20 世纪中期，研究人员首次从肝脏中分离并纯化了 TXNRD。后来，人们开始意识到 TXNRD 在调节细胞内氧化还原平衡中的重要作用，这一发现推动了对其功能和生物学角色的深入研究。后续人们揭示了 TXNRD 作为一个关键的氧化还原酶，能将氧化型的 Trx 还原为还原型的形态。

研究人员进一步探讨了 TXNRD 在不同生物体中的分布及其生物学功能，发现 TXNRD 在多种生物中都具有高度保守性[①]，表明其在维持生命活动中非常重要。随后，科学家们通过基因克隆和分子生物学技术，详细解析了 TXNRD 的基因结构和调控机制，为发现其在细胞内的功能提供了新视角。

TXNRD 通常是由含硒的蛋白质组成。其基本结构包括一个具有活性位点的核心亚单位和可能的额外辅助亚单位。TXNRD 利用 NADPH 为电子供体，将其转移至 Trx，从而还原 Trx 中的二硫键，使其从活性位点中释放出一对负电子。其主要的家族成员包括：胞浆型硫氧还蛋白还原酶 1（TX-NRD1）、线粒体型硫氧还蛋白还原酶 2（TXNRD2）和睾丸型硫氧还蛋白还原酶 3（TXNRD3）。其中 TXNRD1 是最常见和最被广泛研究的 TXNRD 家族成员，存在于细胞质和部分其他细胞组织中，参与细胞的氧化还原代谢和抗氧化防御；TXNRD2 主要分布在线粒体中，与维持线粒体功能和氧化应激反应有关；TXNRD3 也称为草酰硫氧还蛋白还原酶，仅在睾丸中高表达，参与特定的生理过程和疾病状态，例如神经退行性疾病和心血管疾病。

---

① 高度保守性是指某个基因、蛋白质或其他生物分子在不同物种之间保持非常相似的结构和功能。

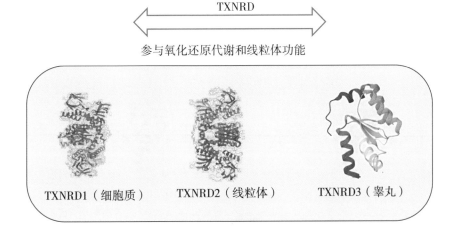

图 2 - 2　TXNRD 的分类和功能

（3）碘甲状腺原氨酸脱碘酶（DIO）及其功能。

DIO 是机体中的一种关键酶，主要存在于甲状腺的小泡和甲状腺滤泡上皮细胞中。硒以硒代半胱氨酸的形式构成 DIO 的活性中心，而 DIO 在碘的代谢过程中发挥重要作用，是催化甲状腺激素[①]合成的主要参与者，这些激素对于身体的新陈代谢、生长和发育至关重要。

20 世纪 70 年代，第一种脱碘酶即 DIO1 被分离和鉴定出来。研究显示 DIO1 主要在肝脏和肾脏中表达，能够将 T4 转化为 T3。DIO1 的发现标志着科学家们开始研究脱碘酶，并为理解甲状腺激素的代谢途径提供了重要的线索。在 80 年代，研究人员发现了第二种和第三种脱碘酶，即 DIO2 和 DIO3。DIO2 主要在大脑和脑垂体中表达，负责将 T4 转化为 T3，调节局部甲状腺素水平。DIO3 主要在胎盘、胚胎和大脑中表达，将 T4 和 T3 转化为非活性的反向 T3（rT3）和 T2，这些物质在胎儿体内的积累有助于调控胎儿的甲状腺激素水平，防止过多的甲状腺激素影响胎儿发育。

---

① 甲状腺激素主要包括四种形式：T4（四碘甲腺原氨酸）、T3（三碘甲腺原氨酸）、T2（二碘甲腺原氨酸）和 T1（一碘甲腺原氨酸）。这些激素在体内具有不同的结构、功能和生物学活性。

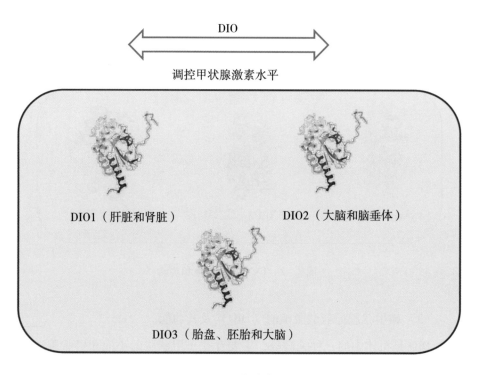

图 2 - 3　DIO 的分类和功能

2. 硒酶在疾病中的具体作用

硒在生物学中的作用机理主要体现在其能作为多种硒酶的组成部分，这些酶在维持氧化还原平衡和正常的免疫功能、调节甲状腺激素代谢以及其他生理过程中发挥着重要作用。

（1）硒转化成 GPx 维持氧化还原平衡。

癌症、心血管疾病、糖尿病和神经退行性疾病等疾病与氧化还原平衡失调密切相关。其中，心血管疾病中的动脉粥样硬化是一种慢性炎症性疾病，其发生和发展涉及了动脉内膜的沉积物和动脉壁的增生反应，是导致某些心血管疾病（如心肌梗死和中风）的主要原因之一。动脉粥样硬化的发展主要是由氧化低密度脂蛋白（oxidized LDL，Ox-LDL）的形成和炎症反应的加剧导致，而硒能通过转化为 GPx，有效缓解炎症反应相关损伤，治疗动脉粥样硬化，维持心血管健康。

（2）硒转化成 TXNRD 维护免疫功能。

免疫系统是人体重要的防御系统之一，其主要作用是通过识别与清除病原体、异源物质或发生病变的异常细胞等，保护机体免受侵袭或损失。例如，免疫系统在保护机体免受各种病毒如新型冠状病毒感染等方面发挥了至关重要的作用。当接种疫苗时，免疫系统会识别疫苗中的无害病原体片段（抗原），并产生特异性抗体和免疫记忆细胞，以便在未来遇到真正的病原体时能够快速启动保护反应并抵御感染。硒则通过转化成 TXNRD 等硒酶调控免疫细胞氧化还原平衡，维持免疫细胞活性与正常功能，增强免疫系统的反应能力，有助于预防病毒等病原体的感染。

（3）硒转化成 DIO 调节甲状腺激素代谢。

自身免疫性甲状腺疾病——格雷夫斯病[①]是导致甲状腺功能亢进症的常见原因。其主要是由于免疫系统错误地攻击甲状腺，引起甲状腺过度活跃和激素分泌过多所致。而硒酶（如 DIO1 和 DIO2）在甲状腺激素的代谢中发挥关键作用。硒通过转变为 DIO，改善甲状腺功能，减轻甲状腺自身免疫性疾病，确保了体内活性甲状腺激素充足，维持正常的代谢功能。

总体来说，硒在维持机体的多种生理活动中发挥重要作用，深入理解其生物学效应不仅有助于揭示其在健康和疾病中扮演的角色，也为营养干预和疾病治疗新策略的发展提供了理论支持和实践指导。硒作为多种硒酶的组成部分，参与抗氧化、防御细胞损伤、调节免疫功能和甲状腺激素代谢等关键过程。通过中和体内的自由基和过氧化物，硒有助于减少氧化应激，预防或缓解慢性疾病的发生与发展。此外，硒具有免疫调节的作用，可以帮助减轻自身免疫性疾病的症状。因此，适当补充硒不仅有助于维持机体健康，还可能成为预防或治疗某些疾病的有效手段。

---

① 格雷夫斯病是由甲状腺刺激性免疫球蛋白（TSI）引起的，这种抗体模拟促甲状腺激素（TSH），导致甲状腺过度分泌甲状腺激素（T3 和 T4）。

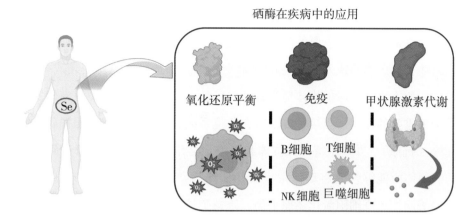

图 2-4　硒酶的各种生物学效应

（二）硒是如何发挥抗氧化作用的

随着年龄的增长，机体会发生一系列的变化，例如皮肤老化、松弛、皱纹增多、弹性降低、色素沉着增加等，而氧化损伤①是导致这些变化的关键原因。氧化损伤过程中，体内自由基②的产生增加，同时抗氧化防御机制逐渐减弱。这些自由基会攻击细胞中的 DNA、蛋白质和脂质，导致其结构和功能的损伤，进而引发细胞凋亡、炎症反应和组织功能的退化。

1. 从氧化损伤到疾病：一场不可忽视的生物化学变革

1900 年，俄国科学家莫西斯·戈姆伯格（Moses Gomberg）将三苯甲基化合物暴露于碘化苯溶液中，并通过紫外光照射，成功制备了三苯甲基自由基。三苯甲基自由基是具有一个未成对电子的分子，这种未成对电子使其非常不稳定且具有高度的反应性，能够与其他分子进行快速的氧化还原反应。这极大地推动了研究者对自由基性质和相关反应的研究，首次揭

---

①　氧化损伤是指细胞和组织受到氧化应激作用，导致分子结构发生氧化性改变和功能损伤。这种损伤通常由自由基和其他反应性氧化物引起，它们可以攻击和改变细胞的脂质、蛋白质、核酸等关键分子的结构和功能。氧化损伤与多种疾病的发生和进展密切相关，包括老化、癌症、心血管疾病和神经退行性疾病等。

②　自由基在自然界中普遍存在，是许多生物和化学过程的中间体，与许多疾病的发展密切相关，如氧化损伤、炎症。

示了有机化合物中存在未成对电子的可能性，从而推论出自由基的存在。

随着科学技术的发展，自由基的氧化还原活性在生物体内的作用引起了广泛关注，并由此衍生出了氧化损伤理论。

1956 年，美国生物化学家丹纳姆·哈曼（Denham Harman）提出了氧化损伤理论。该理论认为，当活性氧（ROS）[①] 水平超过细胞抗氧化能力时，意味着生物体内的氧化还原平衡被打破，进一步导致活性氧、活性氮（RNS）[②] 含量的显著上升，破坏脂质、蛋白质和 DNA 结构与功能，诱发一系列的细胞死亡行为，从而导致疾病的发生。该理论引起了人们对抗氧化研究的极大兴趣，也为后来发展自由基相关的生物学理论与研究奠定了重要基础。

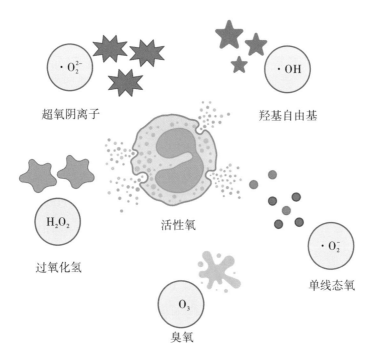

图 2-5　活性氧的种类

①　活性氧是指在细胞内外产生的具有高度活性的氧化性产物。主要包括过氧化氢、超氧阴离子自由基、单线态氧和羟基自由基。

②　活性氮是一类含有氮原子的自由基。常见的活性氮包括一氧化氮（NO）、过氧亚硝酸（$ONOO^-$）、硝酸根（NO_3^-）和亚硝酸根（NO_2^-）等。

2. 硒的抗氧化之旅：揭示其在抗氧化系统中的关键角色

抗氧化系统主要分为两类：酶类抗氧化系统和非酶类抗氧化系统。与非酶类抗氧化系统相比，酶类抗氧化系统能够通过催化反应高效地中和自由基和活性氧物质，而非酶类抗氧化系统（如维生素 C 和 E）则通过直接化学反应来捕捉和中和这些有害物质；两者共同作用，保护细胞免受氧化应激①的损害，其中酶类抗氧化系统由于其高效性和专一性，在生物体内具有更为重要的地位。酶类抗氧化系统的发展逐渐揭示了生物体内抗氧化的进程。

早在 20 世纪初，科学家们就开始研究生物体内的氧化还原反应，并且认识到这些反应在维持生命活动过程中具有重要作用。这些研究最早是通过分析呼吸和光合作用进行。在 20 世纪 20 年代，奥托·瓦博格（Otto Warburg）揭示了细胞呼吸中的氧化还原反应，发现在氧气的消耗和能量的生产过程中，细胞色素和呼吸酶具有重要作用。由于在呼吸酶研究方面的卓越贡献，其在 1931 年荣获诺贝尔生理学或医学奖。随着对细胞呼吸和能量代谢理解的加深，科学家们鉴定出了生物体内关键的抗氧化酶。英国生物化学家詹姆斯·B. 萨姆纳（James B. Sumner）在 1937 年成功地从牛肝中纯化出过氧化氢酶。过氧化氢酶是最早被研究的抗氧化酶之一，研究发现它能够分解过氧化氢（H_2O_2）。1969 年，欧文·弗里多维奇（Irwin Fridovich）和乔·麦科德（Joe McCord）首次分离并鉴定了超氧化物歧化酶（SOD），揭示了其能将有毒的超氧化物自由基（$\cdot O_2^-$）转化为无毒的氧气。

有趣的是，还有一类以硒为主要成分的过氧化物分解酶，即谷胱甘肽过氧化物酶。该酶体中心含有一个硒代半胱氨酸（Sec）残基。1957 年，米尔斯（Mills）从牛红细胞中发现了谷胱甘肽过氧化物酶，由于该酶结构中含有硒，故又名硒谷胱甘肽过氧化物酶。米尔斯发现这种酶具有清除体内 H_2O_2 和许多有机氢过氧化物的能力，由此揭示了硒酶具有抗氧化和抗自由

---

① 氧化应激是指当活性氧和活性氮的生成超过了生物体内抗氧化系统的清除能力时导致的生理失衡现象。

基的能力。

在 GPx 的抗氧化反应机制中，Sec 残基的硒醇被 H_2O_2 或其他氧化剂氧化，形成次硒酸（Enz-SeOH）。然后，Enz-SeOH 通过两步过程转化回硒醇。首先，Enz-SeOH 与 GSH 反应生成硒基硫化物（Enz-SeSG）。随后，GSH 将 Enz-SeSG 还原回硒醇。这一循环过程有效地消耗了过氧化物，保护细胞和组织免受氧化损伤，并进一步证明了硒在生物体内的关键抗氧化作用。

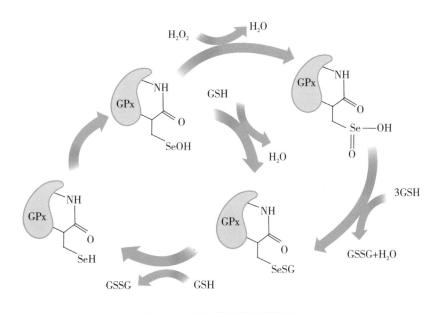

图 2 - 6　GPx 的氧化还原机制

当然，除了 GPx，还有一类通过使用还原型烟酰胺腺嘌呤二核苷酸磷酸（NADPH）作为电子供体，将氧化态的硫氧还蛋白（Trx）还原为其还原态的含硒酶，即 TXNRD。20 世纪中期，瑞典生物化学家约翰·皮特勒（John P. J. Pieters）首次发现了 TXNRD 的存在，并对其在哺乳动物中的重要功能进行了研究。后续的研究者指出，TXNRD 作为一种富含硒的吡啶核苷酸二硫化物氧化还原酶，其活性中心包括一个特殊的 C 端结构 - Cys - SeCys - ，这种结构赋予了硫氧还蛋白还原酶广泛的底物特异性[①]。这一发

① 底物特异性是指酶只能识别并结合特定的底物分子，催化化学反应。

现奠定了 TXNRD 在生物化学和分子生物学研究中的重要地位，对于理解其在氧化还原反应和抗氧化防御中的作用奠定了重要的理论基础。

Trx 系统不同成员对于与细胞内氧化还原信号相关的 H_2O_2 和有机过氧化物的还原至关重要。Trx 系统由 Trx、NADPH 和 TXNRD 组成。由于 TXNRD 活性位点中含有硒代半胱氨酸残基，它们能够将 Trx 维持在还原态。TXNRD 利用 NADPH 作为电子供体，通过转移电子来还原 Trx。NADPH 首先将其电子转移到黄素腺嘌呤二核苷酸（FAD）辅基上，形成还原态的 TXNRD。在还原态的 TXNRD 中，FAD 辅基进一步将电子转移到 Sec 残基上，使其处于还原态。然后，Sec 残基将 Trx 中的二硫键（-S-S-）还原为硫醇（-SH）形式。硒代半胱氨酸的高反应性使 TXNRD 能够有效地与其底物 Trx 进行反应，将其二硫化物形式还原为二硫醇形式。这个过程对于细胞内的抗氧化防御机制至关重要。Trx 是一种氧化还原活性蛋白，可以被 ROS 氧化，从而形成二硫键。TXNRD 的还原重新激活了 Trx。因此，Trx 和 TXNRD 之间的氧化循环过程源源不断地消耗 ROS。

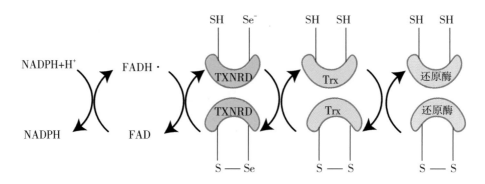

图 2-7　TXNRD 的氧化还原机制

除了参与 GPx 和 TXNRD 的活性中心，硒还能通过调节其他硒酶的活性发挥抗氧化作用吗？

除了 GPx 和 TXNRD 外，硒还参与了多种其他具有抗氧化作用的硒酶活性调节，如硒蛋白 P 等。硒蛋白 P 不仅有助于硒的运输和存储，还通过其抗氧化活性帮助细胞清除自由基和其他有害分子，从而保护细胞免受氧化损伤。同时也有研究表明，硒蛋白 P 的不足与多种健康问题有关，如心血管疾病、肝脏损伤和神经退行性疾病等。其抗氧化功能对于预防这些疾病具有重要意义。因此，硒蛋白 P 不仅在体内的硒代谢中占据关键地位，还在维持机体健康中发挥着不可或缺的作用。

作为自然界中的珍贵微量元素，硒以其独特的化学性质和生物活性，影响着生命的氧化还原平衡。它通过参与谷胱甘肽过氧化物酶和硫氧还蛋白还原酶等关键抗氧化酶的活性中心，有效地清除自由基和有害氧化物，保护细胞免受氧化损伤，维持细胞活性与正常功能，延缓衰老过程和减少与年龄相关的慢性病风险，因此，硒作为一种必需微量元素，不仅在基础研究中具有重要意义，还有重大疾病防治中发挥着关键作用。

（三）不同形态硒的生物学效应差异

硒的主要存在形式为无机硒和有机硒，其中，无机硒包括亚硒酸盐（Se^{4+}）、硒酸盐（Se^{6+}）等，有机硒包括硒代蛋氨酸（SeMet）、硒代胱氨酸（SeCys2）、L-硒-甲基硒代半胱氨酸（SeMCys）等。目前，本书主编陈填烽教授团队历经 20 年研究，开发出一种高稳定、高生物活性的新型纳米态硒（纳米硒，SeNPs）。这种新型硒是一种由硒原子组装成的、粒径为 100nm 左右的纳米硒，相较于传统的有机硒和无机硒，这种新型纳米硒能更高效、更快速地被细胞吸收，并在体内更高效地转化为具有生物学效应的硒蛋白，从而使其具有更高的生物利用度、更强的生物活性与更低的毒性，展现出更强的抗氧化、抗肿瘤作用和免疫调控活性等。陈填烽教授团队通过进一步在纳米硒表面引入高分子多糖及多糖-蛋白复合物成功制备高稳定性的纳米硒，同时通过调节表面化学性质提高纳米粒子对不同细胞的选择性，并深入研究了纳米硒的抗肿瘤活性与机制，发现硒纳米体系可通过调控 p53、AKT 以及 MAPKs 信号通路来发挥抗肿瘤活性。在解决纳米硒表面修饰、提高稳定性的基础上，通过开展 10~40L 的小试生产，并不断优化生产设备与合成工艺，成功突破了纳米硒规模化生产的关键技术瓶颈，掌握了 500L 的规模化生产关键技术，实现了公斤级的纳米硒制备，为安全科学补硒奠定了坚实的物质基础和技术保障。

在生物体内，无论是传统的无机硒、有机硒，还是纳米硒，都主要通过转化成硒蛋白来发挥生理功能。目前市面上的补硒产品有很多，其中包括亚硒酸钠片、硒酵母片/胶囊（主要成分是有机化合物——硒代蛋氨酸）、硒化卡拉胶（主要成分是有机化合物——亚硒酸酯多糖）以及纳米硒胶囊（主要成分是单质硒纳米颗粒）等。当机体摄入不同补硒产品后，这些不同形态的硒在体内的吸收、代谢、转化，以及发挥的生物学效应有一定的差异。大量研究表明，无机硒和有机硒在体内的摄取量不同、代谢途径不同以及转化成硒蛋白的效率不同，从而导致它们在发挥生物学效应上存在一定的差异。因此，了解不同形态硒的生物学效应差异对于合理摄入硒、发挥其有益作用以及避免潜在风险至关重要。那么这些差异主要体现在哪些方面呢？

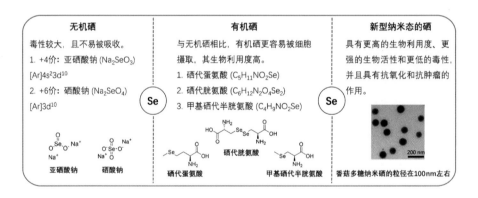

图 2 - 8　常见的硒形态

1. 生物安全性

传统的无机硒不能很好地被人体吸收，因为无机硒必须先与肠道内的配体结合才能被人体吸收，故其生物利用度相对较低。而纳米硒从化学上讲属于无机硒，但它在生物体内表现的生物效应却不同于无机硒。纳米硒的安全性显著高于其他形态的硒。研究表明亚硒酸钠的急性毒性是纳米硒的 2～72 倍，硒酵母（主要成分是硒代蛋氨酸）的急性毒性是纳米硒的

4~22倍，这一特点使得纳米硒成为更加安全可靠的硒补充剂。

2. 抗氧化性

硒的抗氧化作用主要是通过在体内转化成抗氧化硒蛋白来实现的，因此无机硒和有机硒都具有抗氧化作用。一般来讲有机硒更容易被细胞摄取，转化成硒蛋白的效率更高，抗氧化效果比无机硒好。而纳米硒具有尺寸小和表面积更大等独特的性质，和其他形态的硒相比，纳米硒更容易被细胞摄取和利用，从而在细胞内能够更迅速地转化成硒蛋白，参与到细胞内的氧化还原反应中，维持细胞氧化还原平衡，保护细胞免受氧化损伤。

3. 免疫调节作用

硒对机体的免疫功能具有积极的调节作用。无论是无机硒还是有机硒，都能刺激免疫球蛋白即抗体的产生，增强机体对疾病的抵抗能力。而纳米硒在免疫调节方面表现更出色，它能够有效激活细胞免疫、体液免疫和非特异性吞噬功能，增强机体的整体免疫能力。在较低硒剂量补充条件下，纳米硒即能显示出显著的免疫调节作用，而其他形态的无机硒和有机硒则需要更高的剂量才能达到类似效果。

4. 抗癌作用

硒在抗癌方面的作用已得到广泛认可。但不同形态的硒在抗癌效果上确实存在差异，这主要与其在生物体内的吸收、代谢和生物活性有关。和有机硒相比，无机硒的制备成本较低，因此价格更为亲民。但无机硒的生物利用度低且毒性相对较大，过量摄入可能对人体造成伤害，其抗癌效果不如有机硒。纳米硒在抗癌方面也表现出良好的效果，一方面是因为纳米硒可以更有效地提高机体中免疫细胞如自然杀伤细胞（NK细胞）和T淋巴细胞的活性，使其更有效地识别和攻击肿瘤细胞；另一方面是由于纳米硒可以更快速地转化成抗氧化硒蛋白，从而有效清除肿瘤细胞产生的大量自由基，减轻氧化应激对正常细胞的损伤，降低细胞癌变的可能性。

5. 抗过敏作用

无机硒和有机硒在抗过敏作用上各有特点。研究发现，有机硒可以显著降低过敏性鼻炎患者的症状评分和血清中炎症因子的水平。此外，陈填烽教授团队发现，与其他形式的无机硒和有机硒相比，纳米硒可以更有效地促进硒蛋白的合成，从而抑制炎症因子的分泌，达到治疗过敏性皮炎的效果。

6. 骨修复作用

目前的研究表明无机硒和有机硒在骨修复中都具有一定的促进作用，但它们的机制、效果和适用性各不相同。无机硒虽然具有一定的抗氧化和促进骨细胞代谢的作用，但其生物利用度低且毒性较大；有机硒则具有更高的生物利用度和多种促进骨修复的机制；而纳米硒则凭借其独特的纳米效应和生物相容性在骨修复中展现出更加优越的性能，其可以通过促进成骨细胞的增殖和抑制破骨细胞的生成，帮助骨组织的再生和修复。

7. 抗菌作用

硒酸钠和亚硒酸钠等无机硒具有一定的抗菌作用。然而，这种抗菌作用相对较弱，且需要较高的浓度才能达到明显的效果。有机硒如硒代蛋氨酸、硒代半胱氨酸等更易于被人体吸收和利用，能够在较低浓度下发挥抗菌作用，同时减少对人体的毒副作用。而纳米硒能够更容易地穿透细菌的细胞壁和细胞膜，破坏其内部结构，从而起到强大的抗菌作用。

8. 其他生物学效应

除了上述主要效应外，不同形态的硒还在保护心血管、维护生殖系统功能和保护视力等方面表现出差异。综上所述，本书主编陈填烽教授团队研发的纳米硒具有更好的效果和更高的生物安全性。近年来该团队的深入研究发现，纳米硒在多种疾病的预防、治疗、预后等方面都展现出更好的作用与效果，其应用前景将更加广阔。

（四）硒能守护健康、为人体解毒吗

假设我们把人体比作一座城市，城市的健康和安全则取决于各种保护和清洁系统。在这座城市里，各种微量元素就像是不同部门的英雄，各自担负着重要的解毒和清理任务。2023 年 1 月 27 日，世界卫生组织更新了应对辐射和核紧急情况建议储备的药物清单，其中包括稳定碘 ^{127}I，它可以阻止或减少甲状腺对放射性碘的吸收。[①] 硒作为一种关键的微量元素，同样在维护这座城市的安全和健康方面发挥着不可或缺的作用。硒可以被比作城市中的高级清洁队和修复专家。它通过参与体内多种关键抗氧化酶的组成，特别是谷胱甘肽过氧化物酶（GPx）和硫氧还蛋白还原酶（TX-NRD），在保护细胞免受氧化应激和自由基损害中发挥核心作用。那么硒能守护人类健康，为人体解毒吗？

科学家们认识到硒能为人体解毒是从一个有趣的故事开始的。

1970 年，美国政府曾下令禁止销售含有对人体有害的汞的罐装金枪鱼。但随后的研究发现，尽管金枪鱼中含有较高的汞量，但由于其丰富的硒含量具有能够对抗汞的毒性作用的效果，金枪鱼仍然可以安全食用。

从最初对金枪鱼中硒和汞相互作用的观察开始，科学家们逐渐对硒在解毒过程中的重要作用产生兴趣，为进一步研究硒在治疗和预防疾病中的潜力打下了基础。

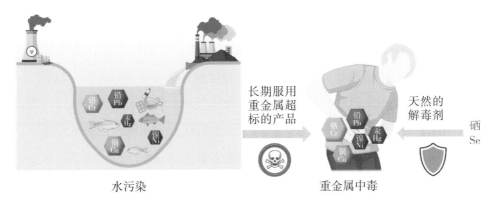

图 2 - 9　硒能防止重金属中毒

---

① 摘自世界卫生组织官网。

1. 硒守护人体健康：从有毒过氧化物到无毒水的转变

过氧化物在正常生理过程中具有重要作用，但其异常产生或过量积聚会对人体健康构成潜在威胁。过氧化物主要包括过氧化氢、过氧化脂质等，它们是细胞内氧化还原反应的产物。在正常情况下，体内的抗氧化防御系统能够有效地处理这些过氧化物，维持氧化还原平衡。然而，当过氧化物生成量过多或抗氧化防御系统失效时，会引发一系列健康问题。

过氧化物是油脂氧化过程的中间产物。油脂在体内的过度氧化会产生过氧化脂质，这些物质对细胞膜产生毒性，影响细胞功能。当过氧化物的含量超标时，它们可以通过刺激炎症反应途径，促使机体释放炎性因子和介质，引发局部或全身性的炎症反应。例如，过氧化物的积累与慢性疾病如糖尿病和动脉粥样硬化的发病机制密切相关，增加了这些疾病的发病风险。

此外，过氧化物对 DNA 分子的氧化损伤可能导致 DNA 链断裂、碱基修饰或突变。这样的损伤可能导致基因突变，从而增加细胞突变和肿瘤形成的概率。研究表明，过量的过氧化物与多种癌症的发生相关，例如乳腺癌和肺癌。抗氧化防御系统失衡会加剧这些损伤，进一步推动肿瘤的发展。

长期摄入或暴露于过氧化物超标的环境中，可能加速动脉硬化的发展，增加患心血管疾病的风险。过氧化物能够氧化低密度脂蛋白（LDL），形成氧化型 LDL，这种物质容易沉积在血管壁中，引发动脉粥样硬化，从而增加患心脏病和中风的风险。例如，高脂肪饮食和环境污染暴露均能导致过氧化物的积累，增加心血管事件的发生率。

因此，维持体内氧化还原平衡和增强抗氧化防御系统的能力，对于预防和减少过氧化物引起的损害至关重要。而硒能够帮助中和体内的过氧化物，保护细胞免受氧化损伤。硒主要通过参与 GPx 和 TXNRD 等酶类的合成反应，将有害的过氧化物如氢过氧化物转化为无害的水或醇。这些酶在细胞内部活跃，帮助细胞维持氧化还原平衡，减少氧化应激对机体的损害。

2. 硒的金属离子螯合作用：解毒英雄

1983 年，美国生命科学家 C. 查纳·雷迪（C. Channa Reddy）提出硒最有可能以硒醇（硒硫醇）R-SeH 的形式存在，或者以类似于蛋氨酸中的硫的硒醚的形式存在。在生理 pH 值下，主要以阴离子形式（R-Se⁻）存在，它能牢固地结合各种金属，形成金属－硒蛋白质复合物，把有毒的金属离子排出体外，缓解金属离子的毒性，抵抗重金属对肾、生殖腺和中枢神经的毒害，起到排毒、解毒的作用，从而降低对身体的危害，成为天然的"解毒剂"或"抗诱变剂"，是拮抗有毒物质的保护剂。除此之外，硒转化成甲基硒化合物的过程中，会产生二甲基硒、二甲基二硒化物或三甲基硒离子，该过程在肝脏和肾脏中频繁出现。

研究人员探讨了硒对汞引起的雏鸡肝损伤的拮抗作用，结果显示硒能有效减轻汞的肝毒性。此外，研究者还利用公鸡作为实验模型，研究了硒对镉毒性的拮抗效应。在公鸡中，慢性镉中毒导致抗氧化系统功能受损，血清和睾丸中的抗氧化物质减少，同时有害物质丙二醛含量增加。然而，补充适量的硒元素能显著改善镉中毒的状况，特别是改善镉中毒引起的甲状腺功能障碍、睾酮异常分泌、睾丸细胞凋亡等一系列症状。

也有研究表明，经过亚硒酸钠处理的大鼠，其睾丸中镉介导的氧化应激显著降低。镉是一种有毒重金属，能够引发氧化应激并损害睾丸组织，影响生殖健康。亚硒酸钠作为一种硒化合物，通过其强大的抗氧化能力和金属拮抗特性，有效减少了镉引起的氧化损伤，体现了硒在重金属中毒防治中的潜力。这种拮抗作用不仅限于镉，还包括其他重金属和有害物质。例如，硒已被证明对砷具有显著的清除作用。研究发现，硒的补充可以显著降低砷中毒患者血液中的砷水平。砷是一种环境污染物，长期暴露于砷污染环境中可能导致严重的健康问题，包括癌症和心血管疾病。硒通过促进砷的排泄和减少其在人体内的积累，发挥了解毒效果。此外，硒还可能通过与砷竞争结合，从而减少砷对细胞的毒性作用。这些发现强调了硒在保护身体免受重金属和其他有害物质损害方面的广泛应用前景。综合目前的研究，硒对汞、镉和铅等毒性元素具有明显的解毒效果。

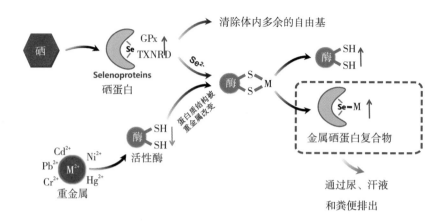

图 2 - 10　硒的解毒原理

当然，硒守护人体健康，远远不局限于它的解毒功效，它还在许多方面发挥作用，如参与甲状腺激素的合成与代谢、维持免疫系统的正常功能、促进细胞的抗氧化作用，以及调节基因表达和细胞信号传导。

二、硒与人体免疫

（一）硒能提高人体免疫力吗

自硒元素对人体生物学功能的重要性被发现后，人们发现硒和人体的免疫功能也有着极其紧密的联系。人体内的硒蛋白可增强机体的抗氧化能力，保持生物膜结构的完整性，激活体液免疫，从而提升抗体水平，并且还能促进细胞免疫，刺激淋巴细胞增殖。因此，硒对人体免疫系统的稳态具有重要意义，在促进人体健康方面扮演着举足轻重的角色。

中国科学院专家曾经对被称为"长寿之乡"的广西河池巴马瑶族自治县做过研究，结果发现巴马县土壤中的硒含量远高于世界卫生组织标准，为全国平均硒水平的 10 倍以上，这种高硒环境为当地居民提供了丰富的硒元素来源。当地百岁老人血液硒含量高出正常人的 3 ~ 6 倍，人体的免疫水平普遍高于其他地区人群。这是因为硒元素在人体内有能够活化免疫系统的功能，促进淋巴细胞产生抗体，提高血液免疫球蛋白水平。这使得巴马长寿老人的免疫力普遍较强，能够更有效地抵抗疾病和外界侵害。这一调查证明硒的确有提高人体免疫功能的作用。

硒在维持正常的免疫功能中主要有两方面的作用：一方面，抗氧化硒酶能分解过氧化氢和有机氢过氧化物的毒性；另一方面，通过抑制某些细胞因子和黏附分子的表达，并促进白细胞介素 - 2 受体的表达，从而激活淋巴细胞，包括自然杀伤细胞（NK 细胞）、T 细胞、B 细胞，增强其活性，维持和提升机体的免疫力。缺硒时，人体免疫力会下降，更易感染病毒性疾病。研究人员曾尝试将弱毒的病毒株种接种于缺硒小鼠，十几天后，该病毒竟会突变为毒性更强的变种株种，导致小鼠心脏受损。多项研究证实，补硒有助于先天免疫和适应性免疫的增强。现有研究表明，硒补充剂主要被认为是一种免疫调节剂，因为它对各种免疫细胞具有调节作用。那么硒对机体免疫究竟产生什么样的影响呢？

1. 硒与先天免疫

硒对人体免疫力的影响主要体现在哪些方面呢？首先是对先天免疫细胞功能的影响。先天免疫系统是机体抗感染的第一道防线，整个系统由组织屏障（皮肤、黏液等）、先天免疫细胞（中性粒细胞、巨噬细胞等）和先天免疫分子（补体、细胞因子等）组成（见图 2 - 11）。它能识别各种病原体，一旦识别就会将其迅速杀死。巨噬细胞不仅可以吞噬和杀死微生物，还可以帮助清除那些衰老和死亡的细胞。更重要的是，它们可以在感染期间募集其他免疫细胞，并通过释放相应的细胞因子来进行下一次免疫反应。科学家通过研究发现，在小鼠的淋巴结、脾脏和胸腺中存在 GPx1 的高表达，而 Sep15、GPx4、SelP、SelK、SelT 和 SelH 这些硒蛋白在身体其他器官都存在中度和高度表达状态，这揭示硒在机体免疫稳态中扮演了重要的角色。

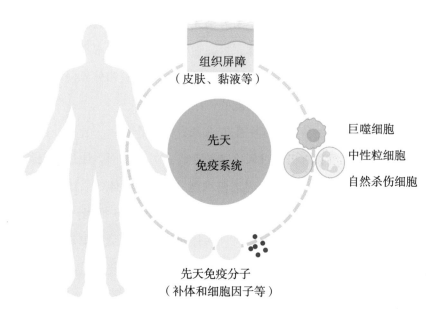

图 2-11　人体先天免疫系统组成

　　作为硒蛋白的重要成分，硒是中性粒细胞、巨噬细胞、自然杀伤细胞和 T 淋巴细胞发挥有效功能所必需的元素。活性氧在细胞中大量积累，由于其具有较强的反应活性，会对细胞膜结构、遗传物质和蛋白质造成损害，从而极大地影响细胞和整个生物体的生命过程。高硒摄入可能有助于缓解氧化应激和炎症反应，并与降低罹患癌症的风险有关。例如，硒能调节巨噬细胞的抗炎活性，降低促炎细胞因子的分泌水平，是因为巨噬细胞中含有大量的谷胱甘肽过氧化物酶，它可以降低巨噬细胞中的活性氧水平，维持巨噬细胞免疫功能的正常发挥。另外，缺硒的淋巴细胞其有丝分裂原的增殖能力较弱，在巨噬细胞中，对中性粒细胞趋化性至关重要的白三烯 B4 合成因缺硒而受损。补充硒可以改善这些情况。体液免疫也会受到硒缺乏的影响。科学研究发现，缺硒状态下，大鼠的 IgM、IgG 和 IgA 抗体滴度降低，人的 IgG 和 IgM 抗体滴度降低。同时，在哮喘患者的内皮细胞中，存在明显的硒缺乏，导致黏附分子的表达增加，从而导致中性粒细胞的更大黏附。

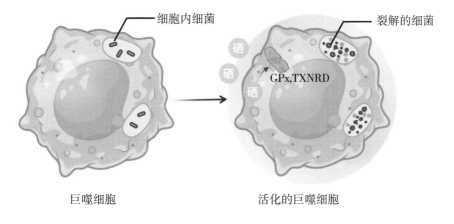

细胞内细菌

裂解的细菌

硒

硒

GPx,TXNRD

硒

巨噬细胞

活化的巨噬细胞

图 2 - 12　硒诱导巨噬细胞硒蛋白表达来增强其免疫活性

2. 硒与适应性免疫

硒对适应性免疫细胞的功能也有重要影响。适应性免疫细胞包括在胸腺中发育成熟的 T 淋巴细胞（简称 T 细胞）和在骨髓中发育成熟的 B 淋巴细胞（简称 B 细胞）。T 细胞在针对病原体和癌症的适应性免疫和调节耐受性方面发挥核心作用。它对氧化应激特别敏感，细胞内不同细胞器中的氧化还原环境受到严格调节，硒蛋白缺陷的 T 细胞由于无法抑制细胞内过多的活性氧产生，在 T 细胞受体受到外源物质刺激下就无法快速增殖。缺硒会减少 T 细胞数量，减少白细胞介素 - 2 受体在 T 细胞上的表达，抑制 T 细胞的增殖和分化，削弱淋巴细胞毒性作用和降低 NK 细胞活性，降低血清 IgG 和 IgM 浓度和抗体反应。细胞内的 GPx1 和 GPx4 这些抗氧化蛋白能高效清除过氧化氢和脂质过氧化物，因此它们被认为是调节 T 细胞活化过程中的氧化还原平衡的重要物质。通过增加膳食硒能够促进 T 细胞中 GPx、TXNRD 和 SelK 蛋白活性的增加，以维持细胞的抗氧化水平，进一步在免疫细胞激活时保护 T 细胞免受活性氧物质增加导致的潜在不利影响。硒蛋白的缺乏将导致功能成熟 T 细胞的发育缺陷，最终导致较低的抗体反应。例如，滤泡性辅助 T 细胞（TFH）是一个特殊免疫细胞亚群，它主要通过在机体产生高亲和力和长寿命的抗体来参与体液免疫。GPx4 对 TFH 细胞的生存极其关键。科学研究发现，在免疫健全的小鼠中，T 细胞中

GPx4 的缺失会导致 TFH 细胞死亡，从而使机体产生抗体的能力减弱。当机体补硒后 T 细胞中 GPx4 蛋白的表达会增强，增加 TFH 细胞的数量，那么接种疫苗就会高效激活 TFH 细胞，从而辅助促进机体产生高水平的抗体，提高机体的免疫力。

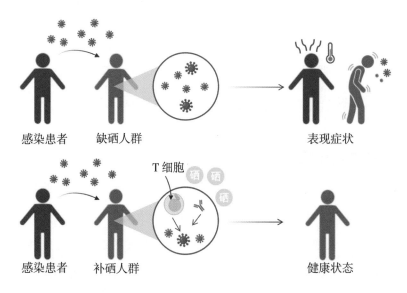

感染患者　　缺硒人群　　　　　　　　　　　表现症状

T 细胞

感染患者　　补硒人群　　　　　　　　　　　健康状态

图 2 - 13　硒提高机体免疫力抵抗流感感染

　　B 细胞是体液免疫的关键细胞。它们能够识别并结合特定的外来抗原（如细菌、病毒等），随后增殖并分化成浆细胞，浆细胞则负责产生针对这些抗原的特异性抗体。这些抗体能够与抗原结合，形成抗原 - 抗体复合物，进而通过不同的机制（如沉淀、凝集、中和等）来清除抗原，保护机体免受感染。科学家发现，缺硒小鼠的外周血和脾脏中的 B 细胞数量减少，而适当补充硒可增加机体中 B 细胞数量。谷胱甘肽过氧化物酶和硫氧还蛋白还原酶能使 B 细胞免受氧化应激的损伤，维持 B 细胞的正常功能。SelS 和 SelP 在 B 细胞的发育和功能调节中起到重要作用，它们通过影响基因的转录和翻译过程来影响细胞增殖，同时还能通过调节免疫系统中各种细胞因子的产生和分泌来维持免疫反应的平衡。这有助于防止过度或不足的免疫反应，保护机体免受自身免疫性疾病等的侵害。

　　硒是人体必需的微量元素，对于提高免疫力、预防疾病等方面具有非常重要的作用。研究人员在刚出生小牛的饮食中添加了有机硒，实验结果显示，小牛的血清硒水平有了显著的提升。尽管并未发现补硒对小牛的生长发育有直接益处，但研究指出，硒能够显著增强小牛的免疫反应。这一发现为进一步研究硒在动物营养和健康中的作用提供了有价值的参考。

　　硒生物学特性决定了它在人体健康中的重要作用。尽管人体内硒的含量有限，但硒是不可或缺的，也正因为硒是氧化应激的重要调节因子，不能在人体内储存和合成，需要从外界环境中不断吸收硒来维持硒的动态平衡，因此，适当补充硒不仅能促进免疫器官的生长发育，还能增加硒酶的含量和活性，促进淋巴细胞增殖，增强细胞免疫、体液免疫以及机体的抗氧化能力，减少有害物质积累，提升免疫力。

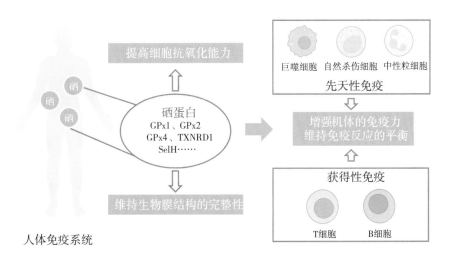

人体免疫系统

图 2 - 14　硒能够提高人体免疫力

3. 硒联合维生素 E 增强免疫力

　　硒和维生素 E 都是重要的抗氧化剂，在人体中扮演着关键的角色。维生素 E 是 1922 年由加利福尼亚大学的 H. M. Evans 和 Katharine Bishop 首次发现的。1936 年，Evans 等从麦胚中分离出维生素 E 的首个生物活性成分。维生素 E 对维持动物正常生殖机能、促进机体代谢、维持肌肉健康以及抗氧化功能是必不可少的。硒与维生素 E 有协同作用，包括协同抗氧化作用、协同抗应激作用、协同提高免疫力和抗病毒作用、协同促进生长发育和成活作用等。维生素 E 是一种非特异性的生物抗氧化剂，它通过结合在细胞膜上，保护细胞免受自由基攻击和过氧化损伤，构建了细胞抗氧化系统的第一道防线。而硒是谷胱甘肽过氧化物酶的关键成分，其结构中的硒代半胱氨酸残基上的硒原子启动氧化还原催化，因此硒通过激活谷胱甘肽过氧化物酶的活性发挥抗自由基作用，形成第二道防线。硒对维生素 E 在保护细胞膜免受氧化方面起到补充和协调作用，两者在防止过氧化损伤上具有互补性，共同维护细胞膜结构的完整性。最后，硒通过谷胱甘肽过氧化物酶的不同作用减轻维生素 E 缺乏对肝脏的损害，二者的相互作用进一步提升了机体的抗氧化能力。因此，硒和维生素 E 在抗氧化作用中起到协同作用。

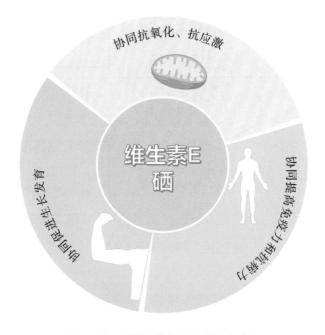

图 2-15　硒联合维生素 E 增强免疫力

硒和维生素 E 在体内的代谢和功能方面存在一定的相互依赖关系，二者的补充对于维持健康至关重要。硒和维生素 E 二者本身可以相互防止被氧化，从而增强对方的抗氧化能力，故而二者任意一方的缺失都会使得机体抗氧化能力骤减。同时，二者的平衡摄入对维持代谢健康具有重要意义。这是因为维生素 E 通过胆汁中的乳化作用被吸收，在体内通过脂质运载蛋白分布到各组织中。而硒反过来维持脂质代谢的平衡，支持维生素 E 的功能发挥。

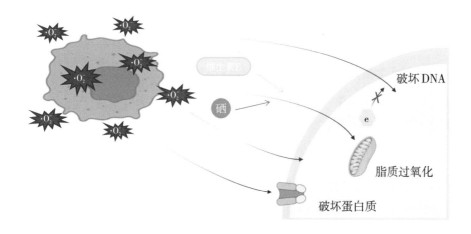

图 2-16 硒与维生素 E 发挥抗氧化协同作用的机制

硒与维生素 E 协同抗应激反应主要体现在抗热和中毒应激反应等方面。热应激条件下，机体血液中 GPx 和 SOD 活性显著下降，丙二醛（MDA）含量升高，自由基大量生成，引起细胞损伤。通过在饲料中添加维生素 E 和硒，可以显著增加动物血浆中两者的含量，提升血清中 GPx 酶活性及总体抗氧化能力，降低 MDA 和活性氧水平。

硒联合维生素 E 在发挥协同抗氧化作用的同时，还能增强机体免疫力和抗病毒能力，调节 T 细胞转化率并抑制自然杀伤细胞活性，而适量配合使用维生素 E 和硒能明显提高 NK 细胞活性和 T 细胞转化率。维生素 E 通过调节免疫细胞的基因表达和信号传导，从而增强机体的免疫反应；而硒通过维持免疫细胞的正常功能，提高机体对感染的抵抗力。

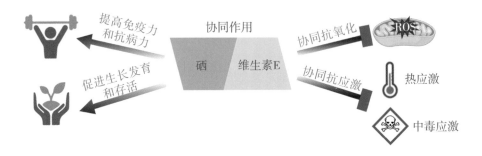

图 2−17　硒与维生素 E 的协同关系

　　硒和维生素 E 的协同作用在多种疾病的预防和治疗中具有重要意义，尤其是氧化应激和免疫紊乱的相关疾病。氧化应激是心血管疾病的重要致病因素，硒和维生素 E 的抗氧化功能可以减少心血管系统的氧化损伤。例如，维生素 E 能够抑制低密度脂蛋白的氧化，减少动脉粥样硬化的发生；硒通过 GPx 和 TXNRD 保护血管内皮细胞，减少氧化应激对血管的损伤。又如，硒和维生素 E 的协同抗氧化作用可以减轻心肌细胞的氧化应激，预防心肌缺血和再灌注损伤。此外，氧化应激在多种神经退行性疾病（如阿尔茨海默病和帕金森病）的发病机制中起重要作用，而硒和维生素 E 通过其抗氧化功能，可以在这些疾病的预防和治疗中发挥作用。其中维生素 E 可以穿过血脑屏障，在神经细胞膜中发挥抗氧化作用，保护神经元免受氧化损伤；而硒通过 GPx 和 TXNRD 减少脑内氧化应激，保护神经细胞功能。二者的抗氧化和抗炎作用可以减缓神经退行性疾病的进程，改善患者的认知和运动功能。

　　硒和维生素 E 的充足摄入对维持健康和预防疾病具有重要意义，合理的膳食可以确保二者的平衡摄入。硒主要存在于海产品、动物内脏和坚果中，全谷物、豆类和某些蔬菜也含有一定量的硒，而维生素 E 主要存在于植物油、坚果和绿叶蔬菜中。二者的食物来源具有较大的差异，在考虑其他主要营养的情况下，是可以做到荤素搭配、营养均衡的。另外，在膳食摄入不足的情况下，可以考虑使用补剂来确保硒和维生素 E 的摄取。不过，不同个体对硒和维生素 E 的需求可能有所不同，应该根据个人的健康状况和膳食摄入合理调整补充策略。

总之，硒和维生素 E 作为重要的抗氧化剂，在抗氧化、免疫调节和健康维护方面具有显著的协同作用。二者通过协同作用提高机体的抗氧化防御能力，减少氧化应激和炎症反应，对预防和治疗多种疾病具有重要意义。合理的膳食摄入和适当的补充策略可以确保硒和维生素 E 的充足供应，维护机体的整体健康。在实际应用中，应注意个体差异和过量摄入的风险，确保科学和平衡的营养摄入。

（二）硒能改善亚健康吗

亚健康是介于健康和疾病之间的一种状态，也称为第三或灰色状态。在这种状态下，个体难以达到健康的标准，通常表现为一段时间内的活力下降，同时有功能和适应能力减退的症状，但不符合现代医学关于疾病的临床或亚临床诊断标准。亚健康的典型表现为疲乏无力、精神萎靡、适应能力及工作效率下降、免疫力减弱等。其具体症状可能涉及肌肉和关节酸痛、头晕胸闷、睡眠紊乱、食欲减退、性功能下降、畏寒畏热、易感冒、眼睛干涩等。根据世界卫生组织的一项全球调查，只有 5% 的人完全健康，20% 的人处于患病状态，而高达 75% 的人处于亚健康状态。处于亚健康状态的个体无法满足特定疾病的临床诊断标准，但他们确实有应认真对待和积极解决的身体或心理症状。长期的亚健康状态可能导致与生物调节和神经内分泌免疫系统相关的各种疾病，例如抑郁症、慢性疲劳综合征、癌症、糖尿病和帕金森病。

相关资料显示，美国每年约有 600 万人可能处于亚健康状态。在亚洲，人们处于亚健康状态的比例则更为显著。日本公共卫生研究所的调查显示，受访的数千名员工中，约 35% 正遭受慢性疲劳综合征的困扰，且持续时间多在半年以上。依据《2023 中国亚健康状况深度洞察报告》披露的信息，2023 年，我国亚健康状态人群比例已超 70%，其中，18 岁至 45 岁年龄段的个体占比高达 57%，为亚健康问题的主要人群和重点关注对象。《柳叶刀》期刊 2023 年的统计数据显示，全球亚健康状态的人群比例已高达 82.8%。因此，亚健康已成为当今人类健康的无形杀手，应密切关注亚健康的防治。

那么是什么原因导致亚健康状态呢？首先是不良的生活习惯，如长期高蛋白高脂肪饮食、饮食不规律、暴饮暴食、偏食等，都可能导致身体营养不均衡，影响身体健康。长时间缺乏运动会导致肌肉萎缩、心肺功能下降，同时也容易让人精神萎靡不振。睡眠质量不佳、长时间熬夜或过度睡眠都会影响身体的正常生理功能，导致免疫力低下。吸烟、酗酒、吸毒等不良嗜好会对身体产生严重的负面影响，加速身体机能的衰退。其次是工作及家庭原因，例如长期的高强度工作会导致身体机能失调，引起疲劳、失眠、抑郁等亚健康症状。另外，离婚、丧偶、亲人去世、家庭不和谐等，都会给个体带来心理压力，进而影响身体健康。最后，环境因素也会导致亚健康状态的出现，例如大气污染、尾气污染、饮用水污染、食物污染、噪声污染等环境因素都可能对人体健康产生负面影响，导致亚健康状态。持续暴露在强光环境中，也会对人体健康产生不良后果。因此，亚健康是由多种因素导致的，那么如何改善人体亚健康状态？人们需要保持良好的生活习惯，如定期运动、睡眠充足、饮食合理等可以帮助我们保持健康；高强度的工作和生活压力会影响身体健康，应该通过适当减轻压力的方式来缓解身体疲劳和焦虑；另外还需要定期进行健康体检，及时发现健康问题并进行治疗和调理，提高人体的免疫力。

硒能够改善人体亚健康状态。硒是人体的关键抗氧化元素，参与合成多种酶类，特别是谷胱甘肽过氧化物酶，它能够保护肝脏、心血管等细胞与组织，维持其正常功能；硒还具有解毒作用，能对抗铅、砷、铜等有害重金属。

缺硒会导致免疫功能下降，首先表现为出现各类易疲劳和亚健康症状，进一步发展为与免疫相关的慢性疾病。合理补硒可以缓解亚健康症状，平时可以多吃些海产品、牛肉、花菜、大蒜等含硒量高的食物，或者一些专门补充硒的产品，如纳米硒胶囊和富硒蛹虫草片。硒元素是强效免疫调节剂，能增强人体免疫力，改善人体亚健康状态。

补硒有助于增强人体的体液免疫、细胞免疫以及非特异性免疫功能，从而全面提高机体的抗病能力。对于免疫功能低下的患者，这无疑为他们提供了一道强有力的防线，帮助其抵抗感染并预防其他并发症的发生。衰老和疾病的发生与细胞受到氧化损伤及有害物质的侵袭密切相关。硒通过排毒、解毒以及清除细胞周围的自由基来增强人体免疫力，补硒被认为是提升人体免疫力的最重要的营养干预方式。

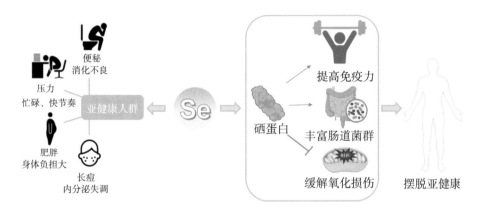

图 2-18　硒能够改善亚健康状态

（三）硒能抗衰老吗

细胞衰老，也称复制性衰老，最早由美国生理学家莱奥纳多·海弗里克在 1961 年提出。这是机体新陈代谢的一种自然现象，指细胞在执行生命活动时，增殖、分化能力及生理功能逐渐衰退的过程。细胞的生命周期包括未分化、分化、生长、成熟、衰老和死亡六个阶段。衰老死亡的细胞会被机体的免疫系统清除，同时新生的细胞不断从相关组织器官生成，替代衰老死亡的细胞。正是这种动态平衡维持着机体正常生命活动的进行。

对于大多数多细胞生物来说，衰老是一个随着年龄增长而逐渐出现的、不可逆的生物过程，通常会导致细胞功能衰退，并伴随着生理、生化和形态上的变化，在此过程中，机体适应外部环境的能力降低，而这一状态与机体的氧化还原稳态密切相关。例如皮肤是人体一大器官，经常暴露于多种氧化环境应激源（例如紫外线辐射、天然电离辐射、污染物和化学物质）下，这些应激源会损伤细胞的 DNA，引发基因突变和细胞功能下降，导致皮肤过早老化，如色素斑、深层皱纹和皮肤癌风险增加。

随着科学的发展，科学家们发现线粒体功能障碍是细胞衰老的一个标志。衰老的成纤维细胞显示出线粒体质量和代谢物产物丰度的增加，但功能较为低下。衰老细胞的线粒体表现出膜电位下降、质子泄漏增多和 ROS 生成增加。衰老细胞的线粒体处于高度融合状态，而健康的线粒体网络则不断经历裂变和融合事件，以满足代谢需求，并允许去除功能失调的实体。这种融合状态的发生是对裂变过程中介质表达减少的反应。目前，线粒体影响衰老表型的一个最为人们所接受的研究机制是分析 ROS 的产生。40 多年前，ROS 与衰老的关系首次被发现。当时发现，在低氧条件下培养的细胞寿命较常氧状态下的细胞长。线粒体产生的 ROS 是呼吸过程中电子传递链的电子泄漏产物，其中最明显的 ROS 是超氧阴离子。在衰老过程中，ROS 不仅生成增加，还可能导致 DNA 的氧化损伤，最终导致衰老。通过干预减少线粒体 ROS 的产生，如轻度解偶联、烟酰胺和线粒体靶向抗氧化剂，已被证实可以防止端粒功能受损，延长培养细胞的复制寿命。在小鼠中，抗氧化酶锰超氧化物歧化酶和过氧化氢酶的抑制或线粒体 DNA 的突变负担的增加已被证明可诱导年龄依赖性端粒功能障碍。因此，通过维持线粒体功能稳态抑制线粒体 ROS 的产生对于抗衰老具有重要意义。

在过去的几十年里，研究人员们也逐渐发现了硒与衰老之间的关系。Berr 等对法国西南部 65 岁以上人群进行研究，分析老年性疾病的危险因素及其机理。该研究共有 239 名志愿者，其中包括 108 名男性和 131 名女性。研究检测了他们血浆和红细胞中的硒水平以及红细胞中氧代谢酶的活性。结果表明，血浆硒水平随年龄增加显著下降，红细胞中的硒水平也随年龄增长呈现类似的趋势。血浆硒低于 77ng/mL 时，与谷胱甘肽过氧化物酶活性呈正相关，血硒水平与年龄呈负相关。科学家进一步研究发现，在衰老的细胞中，ROS 增多，同时抗氧化防御和细胞代谢降低。在内源性抗氧化剂中，硒蛋白是最重要的酶，它需要必需的微量元素硒才能发挥作用，是保护整个生物体免受氧化应激最重要的酶。在人体的 25 种硒蛋白中，超过一半的硒蛋白具有抗氧化的功能，其中 TXNRD2 是线粒体硫氧还蛋白系统中的限速酶。TXNRD2 可以修复线粒体中的氧化损伤，在过氧化物氧还蛋白系统中起着关键作用。过氧化物氧还蛋白在过氧化氢还原成水的过程中被氧化，是硫氧还蛋白 – 2 的另一种底物，使其功能得以恢复。相关研究显示，在正常饮食下，TXNRD2 的增加可以增强小鼠的代谢，并通过增加葡萄糖耐量和减少脂肪沉积来增强对高脂肪饮食诱导的代谢功能障碍的抵抗力，随着年龄的增长，小鼠骨骼肌和心肌中的 TXNRD2 水平下降，导致线粒体氧化还原能力的下降。这些发现阐明了 TXNRD2 在控制关键线粒体代谢系统的功能方面发挥了关键作用，提示了 TXNRD2 可能对线粒体代谢功能调控非常重要，并可能对代谢性疾病起到保护作用，对衰老起预防作用。因此，硒被细胞摄入后会干扰一般衰老程序，也就是硒在细胞内通过促进硒蛋白的表达来参与维持氧化还原细胞稳态和抑制细胞内 ROS 水平，使细胞避免紫外线诱导的细胞死亡和 DNA 损伤。另外，硒还能够影响血管的健康，增加血管弹性，从而降低血压和心血管疾病的风险，这些都是与衰老有关的疾病。同时，硒还可以提升免疫系统的功能，增强人体对于细菌、病毒等微生物的抵抗力，从而预防疾病的发生和进一步的衰老。

总体而言，硒与衰老之间的关系十分复杂，涉及多个生理过程和分子机制，科学家们的不断探索和研究证明硒作为一种营养元素，在预防衰老和延缓衰老的进程中发挥着重要的作用。

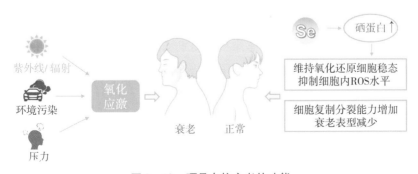

图 2 – 19　硒具有抗衰老的功能

（四）硒能抗病毒吗

病毒感染导致活性氧的生成增加，从而下调感染细胞中抗氧化酶的生物合成。病毒感染通常与大量营养素和微量营养素（尤其是硒）的缺乏有关。硒缺乏在病毒感染患者中很常见。例如，柯萨奇病毒是一种引起克山病的肠道病毒，其症状是胃肠不适、全面心包炎和心肌炎（柯萨奇病毒引起的心肌病）。感染该病毒的患者极有可能出现严重缺硒情况，血硒浓度低于20μg/L（0.25μM）。中国工程院院士陈君石在1968年至1976年期间从事硒与克山病的研究，并发现硒与病毒感染之间存在直接联系。陈君石院士的研究表明，克山县不仅缺硒，还存在柯萨奇病毒，这种病毒在缺硒的宿主体内可能变异成具有高度致病性的病毒，进而引发心肌坏死。

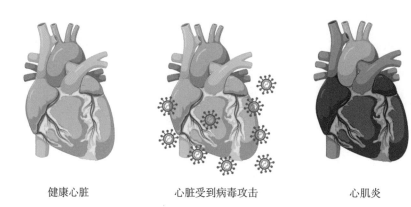

健康心脏　　　　　心脏受到病毒攻击　　　　　心肌炎

图 2 - 20　病毒攻击心脏诱发心肌炎

膳食补硒可以消除柯萨奇病毒的感染和有效治疗克山病。科学家们发现，没有 GPx1 硒蛋白的小鼠感染柯萨奇病毒后会出现类似于克山病的病症，而正常表达 GPx1 的小鼠感染柯萨奇病毒后并不会诱发任何心肌炎，这是因为硒的加入会掺入病毒的 GPx1 中，使得病毒从致病性表型转变为突变的非致病性表型。这些研究表明，主动给机体补充硒元素，确实可以提高机体免疫力、抵抗病毒。该发现揭示了硒在控制病毒突变方面的重要作用：当机体硒含量充足时，病毒保持稳定状态；而当机体硒含量不充足时，病毒会突变成为恶性或致病性更强的病毒。

1994 年，美国亚利桑那大学药学院制药学与生物医学教授威廉·泰勒提出了"病毒硒蛋白理论"，进一步证实了硒与病毒性疾病之间的联系。该理论指出，患有某些由病毒（如艾滋病病毒、流感病毒、柯萨奇病毒、肝炎病毒等）引起的疾病的患者，其体内往往存在缺硒现象。补充硒不仅有助于提高机体免疫力以提供保护，更重要的是硒能够直接作用于病毒。在硒充足的机体中，病毒蛋白能够获得足够的硒，从而降低病毒复制；而在缺硒的机体中，病毒蛋白无法获取充足的硒，导致病毒复制加速。病毒可能会通过将硒整合进病毒硒蛋白中来夺取宿主的硒资源，这样就能降低宿主产生有效免疫反应的能力。对天花病毒的研究发现，该病毒是一种硒蛋白的同源物；许多人类病毒，如人类免疫缺陷病毒 HIV-1、人乳头瘤病毒（HPV）、柯萨奇病毒 B3、乙型和丙型肝炎病毒以及麻疹病毒，都具有产生病毒硒蛋白（如 GPx）的能力。保持良好的硒状态可以通过维持宿主的免疫能力和适当的氧化还原平衡，来抵御各种病毒的侵袭。

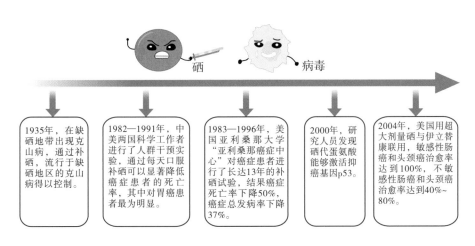

图 2-21　硒抗病毒的研究历史

关于硒是如何发挥抗病毒作用，科学家们也给出了更详细的解释。除了直接对病毒造成抑制，硒还可以通过合成硒蛋白来提高机体免疫力。硒是硒蛋白的必要微量成分，对免疫系统的功能和还原-氧化平衡至关重要。硒蛋白通过调节各种干扰素细胞因子如 IFN-α、IFN-γ 和 IFN-β 的产生，影响各种免疫细胞如 NK 细胞和 T 细胞的功能和分化，以及产生抗体来对抗病毒导致的各种免疫活动。硒的缺乏会导致异常的免疫反应，从而增加病毒诱导的肺部感染的风险和毒性。

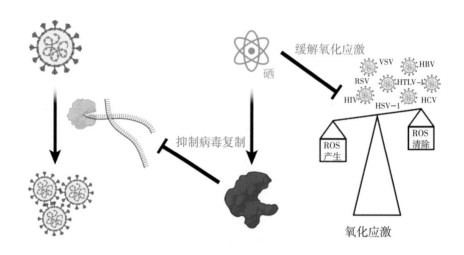

图 2-22　硒具有抗病毒的效果

以具体的 HIV 病毒为例，HIV-1 感染含有 CD4 受体和趋化因子受体家族共受体（CCR5 和 CXCR4）的免疫细胞。因此，容易被 HIV-1 感染的细胞有 CD4$^+$T 细胞、单核细胞、巨噬细胞和树突状细胞。CD4$^+$ T 细胞的减少是 HIV 感染进展的特征，通常被用作预后标志。硒是淋巴细胞合成必需的微量元素，其含量降低会使 CD4$^+$ T 细胞减少，增强其他致病因子活性，加剧淋巴细胞的合成，导致体内硒含量进一步降低。这种"硒-CD4$^+$ T 细胞恶性循环"为利用硒诊断艾滋病提供了理论依据。多项研究已证实硒水平与 CD4$^+$ T 细胞计数之间存在正反馈或正相关关系。研究发现，人体硒缺乏与 CD4$^+$ T 细胞数量减少和免疫功能下降相关，硒可能通过调节某些细胞因子和信号通路来影响 CD4$^+$ T 细胞的免疫反应，也可能导致免疫细胞的发育和功能障碍从而对 CD4$^+$T 细胞产生影响。有关动物层面的研究显示，硒的补充可以增加 CD4$^+$ T 细胞的数量并改善其功能。由于硒的缺失，免疫系统无法产生足够水平的 GPx，使得生物体无法控制活性氧的浓度，进而导致疾病进展。在艾滋病患者中，血浆、肺上皮内衬液和 T 细胞中的谷胱甘肽减少，无法抑制 HIV 病毒复制和疾病进展。在艾滋病早期，补硒有利于维持 GPx 活性，对抗击 HIV 病毒有良好作用。

科学研究发现，HIV 感染者处于低硒状态，血清硒浓度随疾病进展而下降。人们在一些队列研究中发现，硒缺乏与艾滋病进展或死亡率之间存在关联。1989 年在纽约进行的一项横断面研究发现，将艾滋病和艾滋病相关综合征患者与健康对照组进行比较时，他们的血清硒水平显著降低，红细胞谷胱甘肽过氧化物酶活性也显著降低。血硒水平与反映艾滋病病程进展的其他替代性标记物也存在相关性。1990 年进行的另一项研究着眼于多种不同的微量营养素，发现血清磷和硒水平较低与 HIV 感染有关。处于艾滋病早期阶段的患者的血清硒浓度与对照组没有显著差异，但处于疾病晚期的患者的血清硒浓度较低，较低的硒水平、较低的 CD4$^+$ T 细胞计数、更快的艾滋病进展和 20% 的死亡风险增加有关。较高的血清硒状态水平与艾滋病相关的智力下降速度变慢、情绪改善和自我评估生活质量提高相关。目前还没有疫苗可有效预防艾滋病感染，也没有根治艾滋病的方法。多个临床试验显示，HIV 感染者补充硒能提升血清硒水平，从而增强免疫功能，恢复体能，减轻症状，并抑制病毒复制。这有助于延长艾滋病进展期，间接提高 CD4$^+$ T 细胞数，放缓病程，延长寿命，还可能逆转抗 HIV 抗体阳性。与接受抗逆转录病毒治疗时间较短或未接受任何治疗的 HIV 感染者相比，长期接受抗逆转录病毒治疗（超过 2 年）的 HIV 感染者硒水平得到改善。

无独有偶，近些年，研究者们通过探讨中国南疆维吾尔族已婚女性 HPV 感染者中血清硒及叶酸含量的水平发现：HPV 感染者血清中的硒、叶酸含量与未感染者相比较低，且具有显著性差异。

因此，硒可以通过在体内调控硒蛋白的表达，清除病毒感染过程中产生的活性氧，减轻氧化应激诱导的组织损伤。同时，硒能够抑制病毒的复制和传播，减少病毒在宿主细胞内的增殖以及抑制病毒基因突变来阻断病毒的进一步危害。另外，硒能够通过调控硒蛋白的表达重塑机体免疫系统，抑制病毒感染。

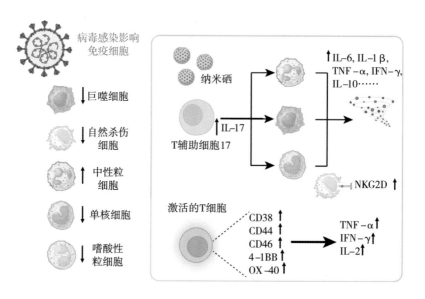

图 2-23 硒调控免疫细胞活性来拮抗病毒感染

（五）硒能抗炎吗

炎症又称发炎、炎症反应，是一种涉及免疫细胞、血管和分子介质的保护性反应，它是身体组织对有害刺激（如病原体、受损细胞、刺激物）发起的部分复杂生物反应。机体感染或损伤时，组织为对抗危险信号而发起宿主免疫反应，通过隔离感染损伤部位，尝试恢复机体平衡，涉及伤口愈合、抵御病原体等体内平衡再生过程。常见的炎症有皮炎、肠炎，以及由于自身免疫过度导致的炎症，如系统性红斑狼疮和类风湿性关节炎等。

那么硒能否抑制这些炎症的发生呢？科学研究发现，炎症发生的过程是一个氧化应激水平升高、免疫细胞失衡，并伴随着各种细胞因子表达异常的病理过程。硒作为抗氧化剂，主要通过参与谷胱甘肽过氧化物酶等抗氧化酶的合成并调节其活性，清除体内的自由基，保护细胞免受氧化应激的损害。硒可以间接调节炎症反应，减轻组织损伤。硒缺乏和硒蛋白表达缺陷与胃肠道、子宫、乳腺组织等多种器官和组织中炎症细胞因子水平升高有关。此外，通过在膳食中添加亚硒酸钠来增加体内硒含量，可以提高编码应激相关硒蛋白含量，以及参与炎症和IFN-γ反应的基因的基因表达水平。陈填烽教授团队研发的第三代纳米硒胶囊是一种新型的硒补充剂，纳米硒具有良好的生物安全性，它能够更快地在人体内快速代谢并转化合成硒蛋白，提高机体的抗氧化能力和维持免疫细胞的活性，增强机体的抗炎功能。

在炎症反应过程中，硒通过调节多种炎症因子的表达和释放，发挥抗炎作用。例如，硒能够抑制促炎症细胞因子如IL-6、TNF-α和IL-1β等的产生和释放，同时促进抗炎细胞因子如IL-4和IL-10等的表达，从而调节免疫细胞的增殖、分化和功能，维持免疫系统的平衡。

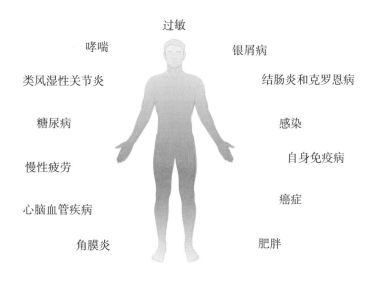

图 2 – 24　常见急性与慢性炎症疾病类型

1. 硒能抑制肠炎吗

随着人们生活水平的不断提升，炎症性肠病已经成为全球性的医疗问题。炎症性肠病是一种非特异性的肠道炎症性疾病，特征是反复腹痛、腹泻、血便、脓便和体重减轻。其主要特征是从直肠向近端延伸至不同程度的弥漫性黏膜炎症，同时一些处于炎症性肠病的重症患者通常有癌变的风险。在遗传和环境因素影响下，易感个体的肠道免疫调节功能可能受损，进而引发慢性复发性免疫系统的活化和胃肠道的病变。许多科学研究表明，氧化应激在许多疾病的进展中有至关重要的作用，生物体的氧化应激是活性氧产生与中和它们的能力之间的失衡造成的。在炎症性肠病患者中，氧化应激诱导的 DNA 损伤会发生高频率的 p53 突变。p53 突变的增加会进一步导致结直肠癌的发展。

氧化应激同时导致活动性炎症性肠病患者中的黏膜血管舒张和血管通透性增加。一方面，在炎症性肠病期间，巨噬细胞和中性粒细胞会激活 NOx 和 iNOS 产生 NO 和超氧化物，髓过氧化物酶的生成会增强氧化应激，巨噬细胞暴露在氧化应激的复杂微环境下，会导致其炎症状态持续存在。肠道屏障的平衡被破坏，会刺激抗原特异性效应物的增殖，并激活先天免疫系统和适应性免疫系统，进一步导致对正常微生物群的异常免疫反应。免疫稳态紊乱时，炎症细胞因子反过来会加重肠道的固有免疫损伤，从而加重炎症，造成恶性循环。另一方面，氧化应激和氧化还原信号通过刺激信号通路，特别是与氧化还原信号密切相关的转录因子的激活，参与促炎性细胞因子的分泌和促进炎症细胞的浸润。肠上皮细胞会通过该过程产生更多的活性氧和活性氮，它们的过度产生会导致肠上皮细胞的紧密连接和上皮细胞通透性的改变，最终破坏肠道屏障。炎症性肠病患者存在腹泻的现象，主要是由于肠道中过度生成的活性氧代谢物水分分泌增加。

硒对炎症反应的发生和消退具有重要的作用，硒的摄入不足通常被认为与涉及炎症反应的慢性疾病的发生和进展密切相关。大量的流行病学研究表明，缺硒与肠道疾病之间存在密切相关性，也进一步揭示了硒对肠道疾病的调控具有重要作用，例如溃疡性结肠炎和克罗恩病患者都处于较低硒水平状态，且克罗恩病患者血清中 SEPP1 和 GPx 的活性都比较低。作为生物体生存所必需的微量元素，硒在免疫系统和抗氧化系统中发挥着举足轻重的作用。硒蛋白参与肠细胞的增殖和分化，同时可以调控炎症反应和减轻氧化应激，并能够支持保护性肠道菌群，缺硒会加剧肠道损伤和炎症反应，导致硒蛋白的合成不足，从而对巨噬细胞等免疫细胞的免疫反应产生负面影响，进而导致促炎反应的发生。肿瘤放射治疗也常伴随着肠道组织的损伤和炎症反应。在这一病症的发展过程中，肠道组织表现出对硒的摄入不足，细胞中多种硒蛋白如 GPx4 发生缺失，导致肠道细胞和肠道免疫细胞中累积过多的脂质氧化产物，从而诱发细胞铁死亡（铁死亡是一种新型的细胞调节性死亡的形式，是一种由自由基驱动的反应，内在驱动力是通过影响细胞膜中的不饱和脂肪酸催化脂质过氧化）。

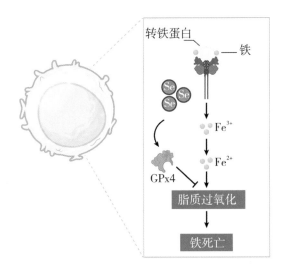

图 2-25　硒转化为硒蛋白 GPx4 抑制铁死亡

为什么硒蛋白 GPx4 对于抑制这一病理过程进展有这么重要的作用呢？科学研究发现，铁死亡促进了炎症性肠病的发生和进展。在整个铁死亡发生过程中，GPx4 可以通过减少磷脂氢过氧化物来抑制脂氧合酶引起的脂质过氧化物的产生，将具有细胞毒性的脂质氢过氧化物还原为无毒脂质醇或将游离过氧化氢催化成水，以防止致命脂质氢过氧化物在细胞表面形成，如果 GPx4 的活性或表达下降，细胞内 ROS 水平将会上升，进而诱发铁死亡情况的发生。在 GPx4 的合成中，硒以硒代半胱氨酸的形式嵌入新生的多肽链中，替代了半胱氨酸中的硫，因此，硒可以通过硒代半胱氨酸残基增加 GPx4 来对抗铁死亡的活性。此外，机体肠道中主要还有 GPx1、GPx2

和 GPx3 这三种硒蛋白作为肠道抗氧化防御系统的关键，它们在肠道发生炎症时能够帮助减轻炎症反应，减少促炎细胞因子的释放，降低中性粒细胞和单核细胞的数量，同时增加免疫调节性 T 细胞，进而有效缓解结肠炎症状并恢复肠道的屏障功能。这也提示了补硒在一定程度上能够维持肠道稳态，抑制肠炎的发生。

食品和营养保健品中硒的主要形式是 SeMet 和 SeCys，通过膳食能够提高机体中的硒水平，促进体内硒蛋白的表达。新型硒补充剂纳米硒①和富硒蛹虫草均能够有效促进人体对硒的摄入，并能在机体内快速转化为硒蛋白，维持细胞和组织的氧化还原稳态，提高机体免疫力，抑制炎症反应的发生。

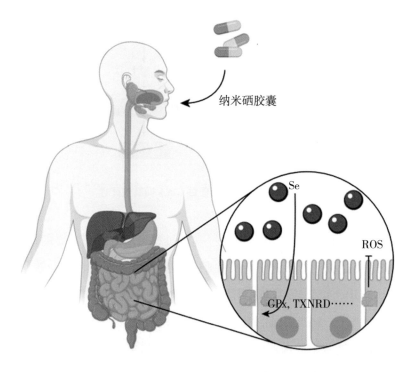

图 2－26　硒调控硒蛋白的表达来抑制肠道炎症反应

①　本书主编陈填烽教授团队研发的硒补充剂产品。

2. 硒能抑制皮炎吗

皮炎（dermatitis）是一种常见的皮肤炎症性疾病，表现为皮肤的红肿、瘙痒、干燥、脱屑等症状。皮炎的发病机制复杂，可以由多种因素引起，包括遗传、环境、免疫系统异常等。皮炎的类型多样，每种类型有其特定的病因和症状表现，包括：接触性皮炎，指的是皮肤直接接触到刺激物或过敏原后发生的炎症反应；特应性皮炎，这是一种慢性、复发性皮肤病，常见于儿童，但成人也可出现，通常与遗传和免疫系统异常有关；脂溢性皮炎，这是一种与皮脂分泌过多有关的皮肤炎症性疾病，常见于头皮、面部和其他皮脂腺丰富的部位；还有皮肤过敏反应、神经性皮炎、湿疹等类型。这些皮炎的发生许多与遗传有关，此外环境中的刺激物和过敏原也是一大重要因素，比如化学品、植物、气候变化等都会诱发或者加重皮炎。相对而言，免疫系统的异常也会引起皮炎，脆弱的皮肤屏障功能和过度的免疫反应通常会导致特应性皮炎，严重者甚至会出现威胁生命的过敏反应。

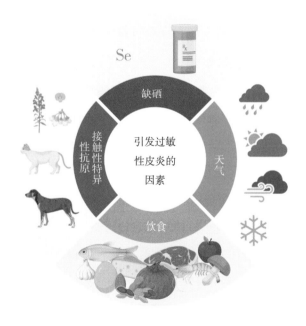

图 2-27　引发皮炎的常见因素

从皮炎表型来看，消除或缓解炎症是最为对症下药的举措，药物首先将矛头指向与皮炎直接相关的氧化应激。氧化应激在多种皮肤疾病，包括皮炎中扮演着重要角色，它会损坏皮肤细胞的结构和功能，导致皮肤屏障的破坏，增加皮肤对外界刺激的敏感性，并且活性氧和自由基可以激活炎症信号通路，促进炎症因子如 TNF-α、IL-1β 和 IL-6 的分泌，从而加重皮炎症状。而硒的最主要作用是通过形成硒蛋白 GPx、TXNRD 等催化过氧化物分解或者还原氧化性物质，对于皮炎患者的氧化应激有积极影响，帮助缓解炎症症状。

造成皮炎表型的一大原因是皮炎患者有着免疫细胞功能异常的问题，如 T 细胞和 B 细胞的过度激活或失调，对正常的皮肤组织也产生了较为严重的免疫反应。而硒可以减少 Th2 细胞的数量和功能，降低 IL-4 和 IL-13 的分泌，从而减轻皮炎的过敏反应；还能够影响 B 细胞的增殖和抗体生产，降低免疫系统的异常激活，减少炎症反应。

在动物模型中，硒的补充确实能够减轻皮炎的症状，降低炎症因子的水平，改善皮肤健康。总的来说，硒可以通过抗氧化缓解炎症现象，还可以通过调节免疫系统从根源上改善皮炎问题。

3. 硒能抑制银屑病吗

银屑病，也称牛皮癣，是一种常见的慢性、复发性、炎症性皮肤病，其特点是皮肤表面出现红色斑块并伴有银白色鳞屑。其病因包括遗传因素、免疫系统异常因素和环境因素。银屑病虽然可以发生在全身任何部位的皮肤上，但最为常见的发病部位是头皮、项部、后背以及四肢伸侧。银屑病的皮损主要表现为红色的斑块，上面覆盖有一层厚重的白色鳞屑。这些鳞屑在刮除时会有刮蜡感，刮除后可见淡红色半透明的薄膜，进一步剥去薄膜则可见点状出血。这种皮损形态是银屑病特有的"薄膜现象"和"点状出血现象"。银屑病并不罕见，根据世界银屑病日联盟的数据，全世界有 1.25 亿人患有该病，占总人口的 2% ~ 3%。多达三分之一的银屑病患者可能同时患有一种叫做"银屑病关节炎"的关节炎，这种关节炎患者的免疫系统也会攻击关节。银屑病可以在任何年龄发作。多达 40% 的银屑病患者在 16 岁之前就有症状，10% 的患者在 10 岁之前就得病。虽然罕见，但婴儿也会得银屑病。如果父母中有一方患有银屑病，他们的孩子有大约 10% 的可能性患上这种病症；而如果父母双方均患有银屑病，孩子患病的概率则提升至大约 50%，因此，银屑病的预防和治疗显得尤为重要。

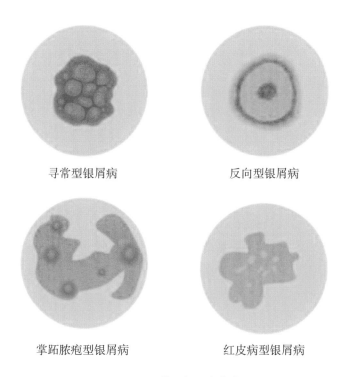

寻常型银屑病　　　　　　　反向型银屑病

掌跖脓疱型银屑病　　　　　红皮病型银屑病

图 2-28　常见银屑病分类

根据研究，银屑病是一种典型的自身免疫性疾病，T 细胞在其发病过程中起着核心作用。银屑病患者体内存在大量活化的 T 细胞，尤其是 Th1、Th17 和 Th22 细胞。这些 T 细胞在皮肤中释放 TNF-α、IL-17 和 IL-23 等大量细胞因子，引发角质形成细胞的过度增殖和炎症反应。牛皮癣患者的免疫系统过度活跃会导致全身出现症状，比如关节疼痛、疲劳，其患心血管疾病和糖尿病等其他疾病的风险也会增加。这种疾病还具有明显的遗传倾向，研究表明，银屑病患者的一级亲属（如父母、兄弟姐妹）患病的风险显著高于普通人群。多个基因位点与银屑病的易感性有关，其中最重要的是位于染色体6p21.3区域的PSORS1基因位点。虽然遗传占着很大因素，但是环境因素也可以诱发或者加重银屑病，包括感染（如链球菌感染）、应激、药物（如β受体阻滞剂、锂）、酒精、吸烟和皮肤损伤。

自由基是一种带有未成对电子的分子或原子，具有很高的反应活性。在健康的生理状态下，自由基的产生与消除之间保持动态平衡。但在银屑病患者体内，自由基的生成增加，抗氧化系统效能降低，导致自由基的积累，最终引发氧化应激。自由基可以攻击细胞膜及蛋白质、DNA等生物大分子，导致细胞功能障碍和细胞损伤。在银屑病患者中，自由基生成过多，会激活多个信号通路，促进角质形成细胞的增殖。而且氧化应激还会诱导多种炎症因子的产生和释放，加重皮肤的炎症反应。此外，自由基会直接破坏皮肤的脂质结构，损伤皮肤屏障功能，增加皮肤对外界有害物质的敏感性，使得皮肤更容易产生炎症，形成恶性循环。

而硒主要以硒蛋白的形式发挥生物学功能，硒蛋白可清除过多自由基，抗氧化应激，以维持正常的氧化还原平衡，这也是硒能够缓解银屑病的最主要原因。此外，硒的抗氧化功能有助于减轻银屑病的炎症反应。氧化应激是促炎症反应的重要驱动力，通过减少氧化应激，硒可以间接抑制炎症介质的释放。硒可以通过抗氧化作用抑制NF-κB信号通路的激活，减少促炎细胞因子（如TNF-α、IL-6和IL-1β）的产生和释放，减轻炎症反应。在细胞层面上，硒可以调节Th1、Th17和Th22细胞的活性，平衡促炎和抗炎反应，减轻银屑病的炎症症状。硒的抗氧化和免疫调节作用二者结合，可以促进皮肤细胞的修复和再生，改善皮肤屏障功能，这对于银屑病患者的皮肤健康恢复具有重要意义。

在银屑病患者中，CD4⁺T细胞和CD8⁺T细胞的活性异常升高，特别是Th17细胞的数量增多，分泌的IL-17和IL-22在病理过程中发挥重要作用。硒能够调节CD4⁺T细胞的亚群分化，减少Th17细胞的数量和活性，并降低IL-17和IL-22的分泌水平，从而减轻炎症反应和银屑病的症状。硒可能促进Th1细胞的功能，提高对病原体的防御能力，或调节Treg细胞的功能，维持免疫耐受。此外，硒还能够调节免疫系统中的炎症因子，如

TNF-α 和 IL-6，减轻银屑病的炎症反应。

此外，肠道微生物群在维持机体健康和免疫平衡中扮演着关键角色。研究表明，银屑病患者的肠道微生物组成发生了明显变化，这些变化可能与其免疫异常和炎症反应有关。而硒可以通过多种机制影响肠道微生物群的组成和功能：硒最重要的抗氧化和抗炎功能可以保护肠道上皮细胞，增强肠道屏障功能，防止肠道通透性增加，减少肠道炎症，进而稳定肠道微生物群落。肠道微生物会产生多种代谢产物，这些代谢产物通过多种机制影响宿主健康。例如，短链脂肪酸（SCFAs）是肠道微生物发酵膳食纤维产生的代谢产物，具有抗炎和免疫调节作用。硒可通过促进有益菌的生长，增加有益代谢产物的生成，从而间接影响宿主的炎症和免疫反应，缓解银屑病。总体来讲，硒作为银屑病治疗中的辅助元素，已在多项临床研究中显示出潜在的疗效。研究发现，通过补充硒和维生素 E 等抗氧化剂，可以显著减少银屑病患者体内的氧化应激水平，减轻皮肤损伤。

此外，硒对其他炎性疾病也有作用。例如糖尿病是一种伴随多种并发症的慢性疾病，其中炎症反应在糖尿病并发症的发生发展中起着关键作用。补充硒能够显著提升糖尿病小鼠胰腺组织中的硒含量，增强 GPx1 等抗氧化酶的活性，从而有助于减轻炎症反应，改善胰岛功能。硒还能通过调节多种炎症相关细胞因子的平衡，抑制促炎症细胞因子的表达，进一步减轻糖尿病引起的炎症反应。同样，类风湿性关节炎作为一种慢性自身免疫性疾病，其主要特征是关节滑膜炎症。科学研究发现，类风湿性关节炎患者体内硒水平显著低于健康人群，可通过补硒缓解类风湿性关节炎的发病程度。这一发现为类风湿性关节炎的治疗提供了新的思路，即通过补充硒来增强患者的免疫功能，抑制过度的炎症反应，从而达到治疗目的。

因此，硒作为一种重要的微量元素，在抗击炎症方面展现出独特的优势和潜力。通过深入研究和合理应用，我们可以更好地利用硒的抗氧化和抗炎性能，为预防和治疗炎症性疾病提供更好的解决方案。

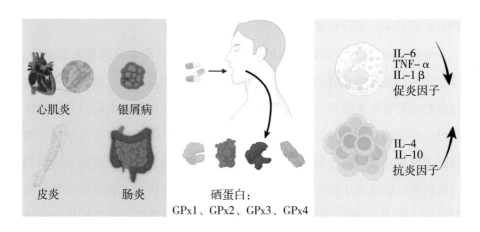

图 2 - 29   硒能够通过调控硒蛋白的表达发挥抗炎作用

三、硒与慢性疾病

随着现代社会生活方式和生活环境等因素的改变，慢性疾病包括糖尿病、心血管疾病、肝病、神经系统疾病和生殖系统疾病等越来越年轻化，已逐渐成为危害人类健康的常见病。硒作为人体必需微量元素，在维持机体的正常生命活动中发挥着极其关键的作用。大量临床证据表明，这些慢性疾病与硒元素存在着密切关系。因此，认识和理解二者相关性，对于人们正确地了解相关疾病的发生发展、做好其干预与防治，具有极其重要的意义。

（一）硒与糖尿病的相关性

1. 什么是糖尿病

糖尿病是由缺乏胰岛素和/或机体对胰岛素的响应性降低等多种病因引起的、以高血糖为特征的慢性代谢性疾病，分为 1 型、2 型和妊娠糖尿病三种。公元前 1500 年，埃伯斯草纸中记录有患者出现口渴、排尿多的症状；公元 2 世纪，古希腊医生阿莱泰乌斯首次准确地描述了糖尿病并创造了"diabetes"一词。当时，糖尿病被认为是不治之症，其主要治疗策略采用"饥饿疗法"，但患者确诊后只能活几年。糖尿病不可怕，可怕的是持续高血糖常引起视网膜、肾脏、血管以及神经系统等组织器官的代谢异常，最终导致这些重要组织器官的结构异常与功能障碍。（见图2-30）。

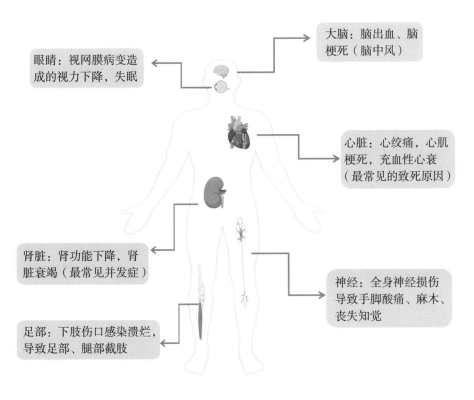

图2-30　糖尿病的并发症

2. 硒与糖尿病

流行病学调查显示，糖尿病患者的糖或脂代谢异常与血浆硒浓度或硒过氧化物酶活性降低之间存在相关性，糖尿病患者血清硒水平较正常人明显偏低，有视网膜病变的患者比无视网膜病变的患者血清硒水平低。同时，随着糖尿病肾病病情的加重，血清硒水平逐渐下降。研究发现，补硒可降低糖尿病患者的血糖。那么，硒是如何起到降低血糖的作用呢？

（1）硒酸盐对葡萄糖摄取的类胰岛素作用。

硒不是通过与胰岛素受体结合的方式来发挥降血糖作用的。研究发现，硒酸盐以剂量依赖的方式刺激大鼠脂肪细胞的葡萄糖转运活性，与胰岛素一样，硒酸盐通过激活葡萄糖转运蛋白（GLUT，一种协助葡萄糖转运至细胞内的蛋白质），使其从细胞质转移到细胞膜表面，进而促进葡萄糖转运至脂肪和肌肉等组织细胞内，提高组织细胞对葡萄糖的吸收利用，降低血糖水平。McNeill 等研究发现，通过腹腔注射对链脲佐菌素诱导的糖尿病大鼠进行硒酸钠营养干预后，其血浆中葡萄糖水平显著下降。

（2）硒酸盐对葡萄糖代谢的类胰岛素作用。

Osamu 和 Susan 等研究发现，硒可有效提高大鼠脂肪细胞中 cAMP 磷酸二酯酶和 MAP 激酶的活性。cAMP 作为第二信使能够促进糖原降解，抑制糖原合成，而 cAMP 磷酸二酯酶是降解 cAMP 的酶，MAP 激酶与胰岛素及其生长因子关系密切。众所周知，胰岛素可刺激细胞摄取氨基酸、抑制蛋白质降解，进而促进蛋白质合成。细胞在受到胰岛素刺激后，Akt 将激活 mTOR（雷帕霉素的靶点），并通过 p70 核糖体蛋白 S6 激酶促进蛋白质合成。

Hei 等研究发现，硒在大鼠脂肪细胞中可发挥类胰岛素作用，S6 激酶异构体的选择性抑制剂——雷帕霉素可部分抑制硒激活的 S6 激酶活性。同时，与胰岛素一样，硒亦可促进大鼠脂肪细胞的核糖体 S6 蛋白磷酸化，且可提高细胞膜结合蛋白的磷酸化水平。同时，推断硒对 cAMP 磷酸二酯酶的作用机制与胰岛素相似，均可通过激活 cAMP 磷酸二酯酶降低胞内 cAMP 水平，抑制脂质代谢。

研究发现，与胰岛素信号级联相关的两种蛋白质，β-胰岛素受体和 IRS-1 的亚基，在硒存在下酪氨酰磷酸化增加。第三种鉴定的硒活化信号蛋白 MAP 激酶，不仅与胰岛素信号转导通路有关，而且与其他生长因子介导的反应有关。其中在硒酸盐处理下，p42 和 p44 MAP 激酶都被激活。除了激活这些特定蛋白质外，硒最终还影响了整体酪氨酰磷酸化。因此，硒不仅增加了胰岛素信号级联中蛋白质的磷酸化，还影响了细胞的整体磷酸化状态。硒还可以通过不同信号蛋白调节葡萄糖-6-磷酸脱氢酶和脂肪酸合成酶的基因表达，促进葡萄糖的转运和分解。机体内的胰岛素可通过让靶细胞膜上的胰岛素受体（IR）形成多位点磷酸化，从而启动一系列信号转导来控制血糖，起到降血糖作用。另外，研究发现，由于胰岛素拮抗磷酸酶受过氧化氢介导的催化半胱氨酸残基可逆氧化调节，硒状态和 GPx1 表达可影响胰岛素拮抗磷酸酶的活性。GPx1 和 SEPP1 抑制能量代谢中关键介质的磷酸化，例如蛋白激酶 B（Akt）和 AMP 活化蛋白激酶（AMPK）。而糖尿病中碳水化合物代谢失调可能会影响血清硒和 SEPP1 水平，因为肝脏中 SEPP1 的生物合成受到胰岛素的抑制并在高血糖条件下受到刺激。

（3）硒酸盐在信号转导中的类胰岛素作用。

磷脂酰肌醇 3（PI3K）蛋白家族作为胰岛素受体的下游信号分子，主要功能为调节 DNA 合成、葡萄糖转运蛋白的转运以及糖原合成酶及其激酶、磷酸烯醇丙酮酸羧激酶和葡萄糖 – 6-磷酸脱氢酶的表达等。硒通过提高 PI3K 的磷酸化抑制肝脏糖异生和分解、促进糖原合成，进而降低血糖、维持细胞正常代谢。因此，在体内，硒可通过类胰岛素作用，经胰岛素受体入胞，调控 RAS 和 MAPK 等相关基因的表达；同时，硒也可以通过葡萄糖转运受体进入细胞内，进入细胞内的硒通过调控磷酸化 PI3K 和 PDK 的表达，进而调控 Akt 的表达与活化，而 Akt 可以通过调控 GSK3 促进糖的代谢和糖原的合成，起到降低血糖和储存能量的作用。而细胞内的硒也可以通过与 cAMP 磷酸二酯酶的结合和促进磷酸化的 S6K1 表达，抑制糖原的分解和促进蛋白质的合成。

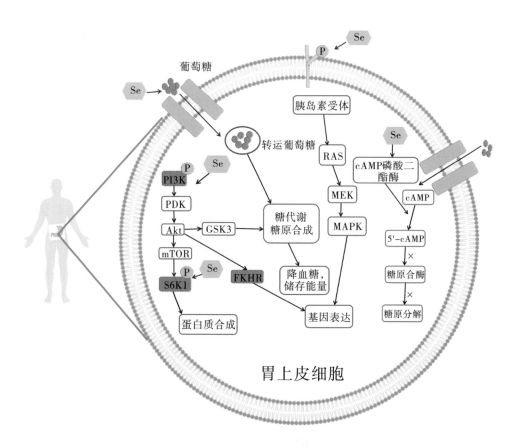

图 2-31　硒的类胰岛素作用机制图

3. 硒缓解糖尿病并发症的机理

硒清除自由基可以预防和治疗糖尿病及其并发症。持续的高血糖形成的糖基化蛋白极易氧化产生大量自由基（ROS）。低密度脂蛋白（LDL）是体内运输胆固醇进入外周细胞的脂蛋白颗粒，其糖基化过程中极易发生氧化，形成氧化 LDL，使其携带的胆固醇黏附于动脉血管壁，造成动脉粥样硬化。硒则通过在人体中转化代谢为硒酶，破坏血管损伤处聚集的胆固醇，抑制血栓素与前列腺素的比值升高和 LDL 的生成，提升高密度脂蛋白（HDL）水平。由于 HDL 可以降低血脂、促进心脏中辅酶 A 活性、维持血管通畅和心肌正常结构与功能活动等，因此，补硒可降低冠心病等的发病风险。

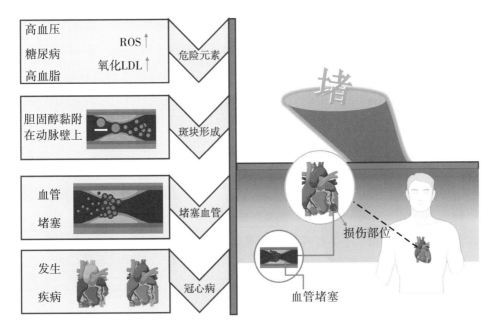

图 2-32　氧化应激介导的糖尿病并发症——心血管疾病的发生过程

　　糖尿病肾病是糖尿病微血管并发症，是导致终末期肾病的主要原因，氧化应激被认为是其发病和进展的关键因素，在慢性高血糖下，氧化应激损伤肾脏血管内皮细胞，血管损伤又进一步导致缺氧，产生自由基危害细胞导致血管平滑肌异常增殖，使得肾小管和肾小球发生功能障碍。这种氧化应激导致的血管损伤还会累及视网膜和循环动脉，并发视网膜病变和高血压。可以说，高糖状态产生的大量自由基，损伤生物膜导致多个系统损害。硒可以激活人体抗氧化系统中谷胱甘肽过氧化物酶的活性，清除高糖诱导线粒体内生成的活性氧（自由基），提高机体抗氧化能力，保护组织细胞的正常功能。另外，硒还可以保护胰岛 β 细胞，维持其分泌功能，防止葡萄糖耐量不足和胰岛素抵抗，进一步控制糖尿病的发展，降低并发症的发生。

　　硒可以增强糖尿病患者自身抗病力。糖尿病患者由于代谢紊乱，影响免疫细胞分泌能力，导致免疫力低下，易发生炎症感染。硒能够增强机体的体液免疫和细胞免疫，促进免疫球蛋白的形成，增强机体的免疫力，抵抗感染。内质网中的硒蛋白部分通过影响蛋白质折叠来调节炎症，硒蛋白的表达减少可能导致错误折叠蛋白的增加并引起内质网应激，还可能导致受累细胞分泌促炎介质，并最终增加炎症。而硒的补充能促进伤口愈合，为免疫力低下的糖尿病患者提供了一道坚固的免疫防线。

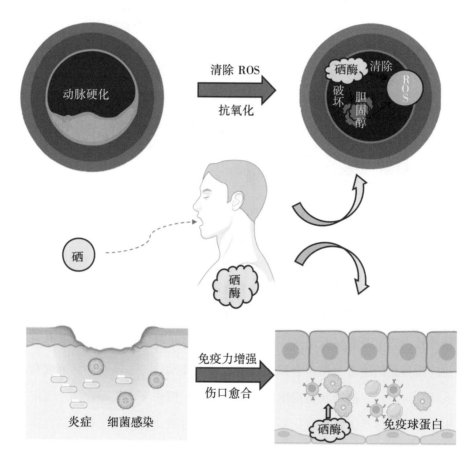

图 2 - 33　硒防治糖尿病及并发症

（二）硒与肝脏相关疾病的相关性

1. 什么是肝病

肝脏是人体内最大的消化腺，发挥着极其复杂的生理功能，负责清除体内的外源性和内源性有毒物质，且在生物大分子如蛋白质、糖类和脂类物质的合成与代谢中发挥重要作用。肝还与血液循环密切相关，许多药物经血进入机体后，均在肝脏中发生代谢转化。然而，在代谢转化以及复杂的解毒过程中将产生大量的自由基等有害物质，如若其无法被及时清除，则可破坏细胞膜、细胞器等的正常结构与功能，导致肝损伤。

肝病是指发生在肝脏的病变，包括肝炎（例如：病毒性肝炎、自身免疫性肝炎、药物毒性肝炎、酒精性肝炎）、脂肪肝、肝硬化和肝癌等，严重危害人类健康。其中肝癌是肝脏发生病变最严重的阶段，大部分的肝癌是由肝炎所引起的。图 2 - 34 为肝病发生的"三部曲"，随着体内缺硒程度的加重，肝脏病变也不断加重，从肝炎逐渐进展为肝硬化、肝癌。在我国，由乙肝病毒引起的肝炎是诱发肝癌的重要病因，约占所有病因的 90% 以上，我国是乙肝病毒感染高发区，约有超过 7 亿人曾被感染。

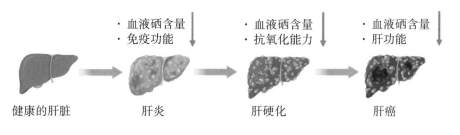

· 血液硒含量↓
· 免疫功能↓

· 血液硒含量↓
· 抗氧化能力↓

· 血液硒含量↓
· 肝功能↓

健康的肝脏　　　　肝炎　　　　肝硬化　　　　肝癌

图 2 - 34　肝病发生"三部曲"

2. 硒与肝病

肝脏是人体中硒含量最丰富的组织器官之一。硒可在人体内转化成硒蛋白发挥生理功能。其中 SEPP1 主要由肝脏产生并分泌到血液中参与循环，它控制硒的运输和储存，在硒的平衡和慢性肝病的发展中起着关键作用。

目前，尚缺乏直接证据证明，缺硒一定导致肝脏病变的发生，但缺硒会极大增加人们患发肝病的风险。研究发现，肝病患者基本都缺硒，例如，乙肝、肝硬化和肝癌等病人的血清硒含量比健康人低很多，而且肝病患者病情越严重，其体内血清硒水平越低。不同人群血清硒含量由高到低

115

依次为：健康人、乙肝患者、肝硬化患者、肝癌患者。肝脏的含硒量高于其他器官，人体缺硒时，会引起肝功能受损，这是由于肝脏抵抗疾病的能力主要依靠硒蛋白－谷胱甘肽过氧化物酶（GPx）的作用，这种酶具有很强的解毒排毒功能，可有效清除过多的自由基、抑制脂质过氧化的发生。

20世纪50年代，美国科学家施瓦茨（Schwarz）教授通过对德国人罹患肝病的机制解析，首次证实硒在保护肝脏中的关键作用，这是人类认识硒重要生物学功能的一个重要里程碑。之后，Baker等研究发现，补硒可改善肝细胞中GPx的酶活性，且可抑制肝癌细胞增殖，促进其凋亡。

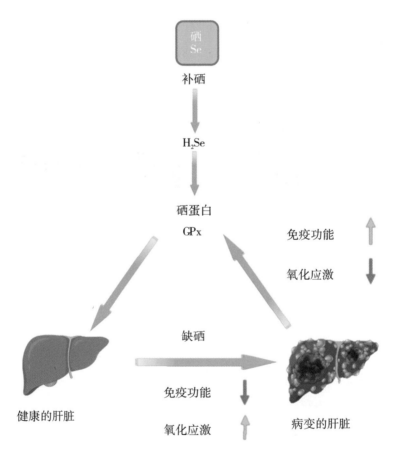

图2－35　硒可转化成硒蛋白抑制肝脏发生病变

此外，本书主编陈填烽课题组设计合成了超小尺寸（＜30nm）的功能化纳米硒，发现功能化纳米硒处理耐阿霉素的肝癌细胞（R-HepG2）时，可引起其线粒体内膜两侧质子分布不均一，进而导致线粒体膜电位下降（细胞凋亡早期的标志性事件），并诱导大量超氧阴离子的产生，促进肝癌细胞死亡。同时，还发现其可协同化疗药物（索拉非尼）和放疗，抑制肿瘤细胞增殖，激活细胞凋亡信号通路，诱导肝癌细胞凋亡。同时，硒还可作为免疫调节剂，改善机体免疫细胞功能与响应性，保护肝脏免受损伤，降低肝病的发病率。另外，硒还可有效降低铅、镉、汞等重金属物质和苯等有机有害物质，以及癌症治疗药物等对肝脏的毒副作用，保护肝脏免受损伤。研究表明，肝脏病变情况在补硒后发生明显好转，硒会在肝脏内转变成相应的硒蛋白 GPx、TXNRD、SEPP1，提高体内的免疫功能和减弱氧化应激，减少对肝脏的损伤。

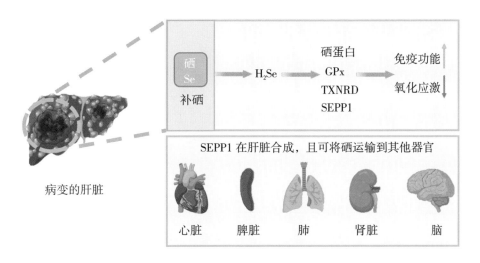

图 2-36　硒保护肝脏的机制

（三）硒与神经系统疾病的相关性

1. 什么是神经系统疾病

神经系统疾病是由多种病因引起的，影响大脑、脊髓和神经等功能的

117

一类疾病，包括脑卒中（中风）、帕金森病、阿尔茨海默病、孤独症和神经系统恶性肿瘤等。

随着人口增长和老龄化，神经系统疾病的全球负担持续增加，对全球超过三分之一的人造成影响，致残性神经系统疾病的发病率也随着年龄的增长而逐渐增加，严重影响着人们的生活质量。脑组织具有耗氧量高、抗氧化酶相对缺乏等特点，且高代谢过程中会产生大量的活性氧自由基。由于氧化物质增多和抗氧化水平下降导致的氧化应激被认为是许多神经系统疾病发生发展的重要原因之一。

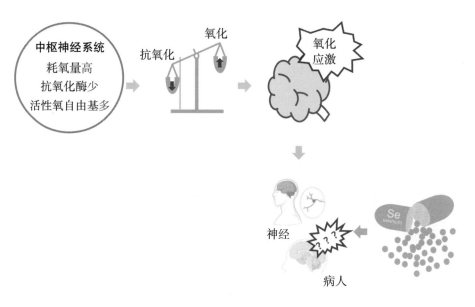

图 2-37   氧化应激是神经系统疾病的主要病理机制之一

2. 硒与神经系统疾病

脑组织是人体中硒含量最丰富的器官之一，有趣的是，当食物中缺硒时，人体的肝脏、肾脏和肺等多种组织器官均出现低硒和硒蛋白表达水平下调等，但脑组织中的硒含量与硒蛋白及其活性水平则不发生明显变化，提示脑组织在摄取硒方面具有其独特优势。

研究表明，脑组织尤其是海马、嗅球、大脑皮层和小脑皮质区中的神经元细胞、星形胶质细胞和小胶质细胞等可表达多种、高水平的硒蛋白。这些硒蛋白通过发挥氧化还原调控功能维持中枢神经系统的正常运行，当硒蛋白表达水平降低时，可造成神经元的不可逆损伤，导致认知障碍、抑郁和焦虑等。大量证据表明，缺硒以及硒酶活性下降与多种神经系统疾病的发生发展密切相关。

（1）硒与脑卒中。

脑卒中或中风，是一种由多种原因引起脑血管损伤，进而造成局灶性或全脑组织损伤的心脑血管疾病，主要有缺血性脑卒中和出血性脑卒中两种类型，其中缺血性脑卒中最为普遍，约占所有脑卒中的 75% ~ 90%，具有发病率高、致残率高、死亡率高和易复发等特点，是当前中国居民死亡的首要原因，且易发于肥胖症、糖尿病患者等高危人群。

在缺血性脑卒中过程中，炎症细胞是介导脑组织局灶性损伤的重要介质。此外，溶栓再通在恢复缺血半暗带的供血供氧的同时，也提供了活性氧自由基生成的原料。缺血脑区活性氧水平迅速增加、炎症反应被过度激活，并且通过多种损伤机制破坏体内的抗氧化防御系统，引起氧化应激，进一步加重缺血—再灌注损伤。硒酶（尤其是谷胱甘肽过氧化物酶）能将体内有毒的过氧化物转变为无毒的羟基化合物，从而保护脑组织细胞的结构和功能免受氧化损伤，发挥出较强的抗氧化活性。此外，硒蛋白还能抑制过度激活的炎症介质的活性，降低炎性细胞因子（TNF-α 等）和促炎介质水平，从而发挥出显著的抗炎作用。

研究发现，在缺血性脑卒中模型中，硒蛋白 S 在脑组织缺血半暗带区高表达，而此区域是卒中后治疗的重要靶点，硒蛋白 S 的表达水平变化表明，硒蛋白 S 是应对缺血损伤的敏感蛋白，对缺血性脑卒中的治疗与预后有重要影响。

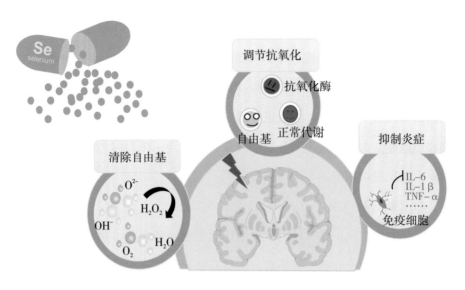

图2-38 补硒通过多种途径治疗脑卒中

（2）硒与帕金森病。

帕金森病（Parkinson's disease，PD）常被称为"震颤麻痹"，是一种神经系统退行性疾病，主要由黑质多巴胺能神经元的退化和死亡导致，可能与遗传、环境及神经系统老化等多种因素有关。其主要病理特征为，黑质多巴胺能神经元变性坏死、纹状体多巴胺减少以及脑内异常蛋白（α-突触核蛋白）聚集形成路易小体。正常情况下，人体的抗氧化酶系统可以及时清除多巴胺代谢等产生的氧自由基，但是在帕金森病患者的黑质中，复合物I活性和还原型谷胱甘肽的含量明显降低，提示氧化应激可能是帕金森病的主要发病机制之一。研究发现，给PD大鼠服用亚硒酸钠后，其脑中黑质细胞凋亡细胞数降低、纹状体内多巴胺含量增高，且运动行为有效改善。

（3）硒与阿尔茨海默病。

阿尔茨海默病（Alzheimer's disease，AD）是一种多发于老年人的中枢神经退行性疾病，其常见症状为进行性认知功能障碍和行为损伤等，且患病风险与年龄呈正相关。阿尔茨海默病的主要病理改变为脑组织中大量的β-淀粉样蛋白（Aβ）沉积和过度磷酸化的微管结合蛋白聚集。研究表明，

AD 患者脑中硒含量与正常人相比有不同程度的降低。硒化合物不仅可以抑制内源性 γ-分泌酶以降低 Aβ 的生成，保护神经细胞免受氧化损伤和 Aβ 的损害，还能降低微管结合蛋白的磷酸化水平，从而抑制脑内异常蛋白的聚集、延缓疾病进展。此外，硒酶可以降低体内的活性氧自由基水平，提高抗氧化酶的表达，减少氧化应激引起的组织损伤，为 AD 的防治提供了一种新途径。

（4）硒与孤独症。

孤独症谱系障碍（Autism Spectrum Disorder，ASD）是一种具有社交障碍、智力发育异常、重复刻板行为等症状的神经发育疾病，常发生于儿童早期。环境因素与 ASD 发病机制的关系研究表明，环境毒物暴露和微量元素稳态失衡是影响 ASD 的重要危险因素。研究发现，ASD 患儿的血清、指甲、尿液中的硒水平明显低于正常儿童。另有研究表明，硒的补充可显著改善孤独症小鼠的社会功能、重复性刻板行为和认知功能。例如，通过直接观察和记录小鼠的行为以及使用自动化设备对小鼠行为进行监测和分析发现，补硒可显著促进 ASD 模型小鼠海马区 SelP 的表达、缓解其空间学习与记忆障碍（例如在水迷宫中的学习与记忆能力等）、改善其社会行为（例如：三箱社交行为、埋珠次数等）、降低血清和海马组织中多巴胺（DA）、谷氨酸（Glu）和炎性细胞因子（IL-6、IL-1β、TNF-α）的水平、降低海马区 ROS 和 MDA 水平、显著提高海马区多种抗氧化酶活性［如超氧化物歧化酶（SOD）、过氧化氢酶（CAT）、谷胱甘肽过氧化物酶（GPx）］，从而有效缓解神经元损伤。总之，硒通过调控多种抗氧化酶活性、调节神经递质水平、抑制氧化应激和神经炎症、缓解神经细胞损伤，实现对孤独症小鼠海马组织的有效保护作用，为 ASD 患儿的靶向营养干预提供了科学依据。

（四）硒与不孕不育的相关性

1. 什么是不孕不育

随着社会的快速发展，人们的寿命和生活质量越来越高。社会环境的不断变化、生活节奏的不断加快、越来越大的生活与工作压力及自然环境的变化等，导致人们的身体状况常处于亚健康状态，一些疾病的发生也逐渐趋于年轻化。不孕不育就是当今社会一种常见疾病，且主要集中于25～30岁的人群。我国不孕不育发病率为7%～10%。据2023年世界卫生组织的统计报告显示，全球约有17.5%的成年人受不孕不育症影响。

不孕不育症是一种男性或女性生殖系统疾病，指一年以上未采取任何避孕措施，性生活正常而没有成功妊娠。原发性不孕不育症指无法怀孕，继发性不孕不育症指曾成功受孕而以后无法怀孕。不孕不育是由多种因素导致的生育障碍状态，可能由于男性、女性、男性和女性混合因素等导致。环境和生活方式因素，如吸烟、过度饮酒、肥胖和环境污染物暴露等，都与男性和女性生育率降低有关。育龄女性未避孕、正常性生活至少12个月而未怀孕称为不孕症，男性则称为不育症，约占所有不孕病例的40%～50%，约有7%的男性患有此症。此症往往与精液或精子有关，精液品质是常用的男性不育评价标准。

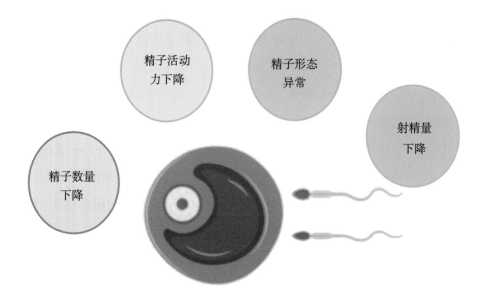

图2-39 男性不育症的特征

2. 硒与不孕不育

作为人体必需的微量元素，硒元素在维持生殖系统功能方面也发挥着极其重要的作用。硒缺乏可导致男性和女性的不孕不育。

男性组织液中硒含量的高低顺序依次为：肾 > 肝 > 睾丸 > 心肌 > 肠、肺 > 脑 > 肌肉。对于男性，约有 25% ~ 40% 的硒分布于生殖系统。同时，硒还参与前列腺素的合成，并在维持精子的正常产生与保持精液质量以及男性生育能力方面发挥着极其关键的作用。研究表明，氧化应激是男性不育的主要诱因。精子中存在大量多不饱和脂肪酸，精浆中的谷胱甘肽过氧化物酶是一种具有抗氧化功能的硒酶/硒蛋白，其可通过抑制脂质过氧化，有效保护精子免受氧化损伤，维持其正常生理功能。其中，谷胱甘肽过氧化物酶 4（GPx4）特异存在于精子尾巴中，缺硒则可导致精子尾巴活动显著下降，整个精子活力也就随之下降。

1989 年曹英强等在西安地区的调查结果显示，与正常生育组志愿者精液中的硒含量（$0.62 \pm 0.29 \mu mol/L$）相比，不育症患者精液中硒含量水平（$0.52 \pm 0.22 \mu mol/L$）明显降低。同年，林延双等在广西地区的调查结果也表明，不育症患者精液中的硒含量（$0.39 \pm 0.15 \mu mol/L$）显著低于正常水平（$0.77 \pm 0.59 \mu mol/L$）。

缺硒可引起精子线粒体中硒蛋白如 SelO 等水平低下和脂质过氧化，造成细胞膜损伤和 DNA 复制异常，抑制精子发生。另外，研究发现，长期喂食缺硒饲料可导致猪的精子活力下降以及异常精子的比例增加。临床试验表明，补硒可有效提高弱精症与不育症男性患者精子的活动能力和存活率，减少 DNA 损伤，保护线粒体膜免受氧化损伤。

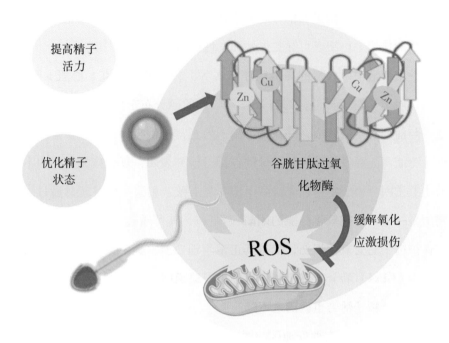

图 2 - 40   硒提高精子质量和形态正常率

缺硒不仅会影响男性的生育功能，其与女性的不孕不育也密切相关。研究表明，在怀孕初期流产的妇女中，有大部分女性出现缺硒现象，提示其可能造成谷胱甘肽过氧化物酶浓度过低，无法有效抑制氧化应激导致的DNA和生物膜损伤，进而影响细胞分裂、生长发育、繁殖、遗传等。同时，研究发现，多次流产和不明原因自然流产的女性，其血清硒水平也显著低于正常水平。另外，硒对卵泡发育和卵巢功能的维持发挥着至关重要的作用。动物实验发现，硒能够促进初级小滤泡的增殖发育为排卵前期的成熟卵泡。亚硒酸钠不仅能够促进卵母细胞生长，还可以提高膜细胞和颗粒细胞增殖率，在补充了亚硒酸钠后，牛颗粒细胞的细胞增殖率大幅提升；同时，研究发现，在细胞培养基中添加硒可显著促进牛黄体细胞增殖，提高细胞对氧化损伤的抵抗能力，抑制大鼠卵巢细胞凋亡。

1965年，我国西北地区缺硒综合征引起不孕不育	1976年，美国发现富硒地区人口出生率远高于低硒地区	1989年，曹英强、林延双调研发现不孕不育与硒含量偏低有关	近年有五例通过补充硒元素成功治疗不孕不育疾病

缺硒

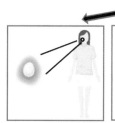 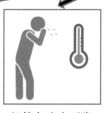 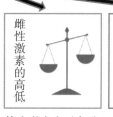 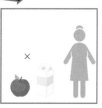

内分泌功能紊乱	机体免疫力下降	体内激素水平紊乱	食欲不振等

图2-41　缺硒导致不孕不育

对于孕妇而言，补硒不仅可以预防妊高征、流产，还可减少胎儿畸形的发生率。孕妇在怀孕期间摄入富含铁、硒等微量元素的食品，婴儿在童年时期患呼吸困难和湿疹的概率较低。反之，若胚胎及胎儿缺硒，谷胱甘肽过氧化物酶的活性也会降低，易造成胚胎发育受阻。这些可能是胎儿宫内发育迟缓的原因。同时，研究发现，在人类胎盘细胞中，硒蛋白活性随着胎龄增加而增加，并且在胎盘血管内皮层和脐带羊膜、子宫蜕膜、胎儿上皮中也存在着较高含量的硒蛋白，其在炎症环境下可保护胎盘组织。

（五）硒与骨关节疾病的相关性

1. 什么是骨关节疾病

骨骼作为脊椎动物包括人体中的重要组织，在支撑生物体行走、保护脆弱的内脏器官如肝、肺、脾等方面发挥着极其重要的作用。在人的一生中，骨骼始终处于不断重建的状态。然而，随着年龄增长和其他多种因素影响，骨组织将出现进行性衰退和代谢异常等，进而引起骨或关节组织发生病变，最终出现疼痛、功能障碍等，即骨关节疾病，包括骨关节炎、风湿性关节炎、血清阴性脊柱关节病等。随着我国人口老龄化的不断加剧，骨关节疾病患者尤其是老年人逐年增加。全国流行病学调查显示，50岁以上的人群中50%患有骨关节病，65岁以上的人群中80%女性和70%男性患有此病。

2. 硒与骨关节疾病

（1）硒与大骨节病。

大骨节病是一种以青少年发育过程中，发生关节软骨变性和透明软骨多发性灶状坏死为主要病理特征的，且导致软骨内化骨障碍的慢性地方性骨关节疾病，患者临床症状常表现为全身大关节如腕关节和膝关节等的畸形与骨质改变，严重患者则表现为身材矮小，甚至丧失生活自理能力、残疾等。

临床研究表明，硒元素的缺乏与大骨节病的发生发展密切相关。比较发现，大骨节病患者全血、血清、尿液和头发中的硒水平显著低于健康人群，这说明大骨节病患者体内长期处于低硒甚至缺硒状态，其摄取、吸收和利用硒元素的能力不足，从而引起体内硒蛋白等的水平低下与功能障碍，导致大骨节病的发生。大量临床证据也表明，通过补硒可有效预防大骨节病的发生，其中的重要硒蛋白——谷胱甘肽过氧化物酶在保护机体免受氧化物和自由基的损伤、保护细胞膜的完整性和稳定性、促进软骨病变的修复方面发挥着重要作用。通过清除这些有害分子，硒可以防止氧化应激和维持骨骼健康。

（2）硒与类风湿性关节炎。

类风湿性关节炎是由于免疫系统错误攻击骨膜关节和关节内软骨等组织，从而发生慢性炎症的自身免疫性疾病。类风湿性关节炎的临床表现包括炎症、肿胀、疼痛、疲劳和僵硬，如果炎症不及时治疗，严重时会导致关节残疾和畸形。我国类风湿性关节炎的发病率约为0.36%，发病阶段集中在35~50岁，且女性患病率是男性的3倍。

目前各项研究表明，抗氧化防御系统下降和氧化应激升高是类风湿性关节炎发病机制的关键。在炎症过程中，各种自由基抑制了蛋白多糖和胶原蛋白的合成，并破坏细胞外基质和软骨，如氧化亚氮参与血管张力调节；过氧化氢参与细胞因子转录（TNF-α 和 IL-2）；超氧化物参与成纤维细胞增殖。此外，自由基还会破坏生物分子，导致活性改变，如氧化使蛋白酶-1 抑制剂失活，改变低密度脂蛋白，导致脂质过氧化和 DNA 损伤。

硒作为一种有效的抗氧化剂，主要通过转化为硒酶发挥作用，保护细胞免受氧化应激介导的损伤。例如，硫氧还蛋白还原酶（TXNRD）通过作用于其底物——硫氧还蛋白维持 TXNRD 系统的还原态，从而有效清除过氧化氢等有害物质。临床研究表明，关节炎患者滑膜组织的硒含量显著降低，机体抗氧化能力减弱，大量自由基无法被清除，从而引起软骨细胞膜损伤和细胞凋亡等，最终导致关节软骨萎缩变形和关节退行性病变。

一项对英国曼彻斯特的类风湿性关节炎患者进行的研究表明，与健康人群相比，患者的血硒水平显著降低，而脂质过氧化标志物 8-异前列腺素、白细胞介素 –6（IL-6）、C 反应蛋白（CRP）以及黏附分子（VCAM）的水平升高。芬兰的一项临床试验对超过 1.8 万例患者进行了系统研究，发现含硒药物辅助治疗可显著改善类风湿性关节炎患者的症状，例如可有效改善患者疼痛，大大降低抗风湿药物的毒副作用等，这些均与补硒后患者体内的硒水平和谷胱甘肽过氧化物酶即 GPx 的活性升高密切相关。北卡罗来纳州大学 Thurston 关节炎中心的医学研究人员对 Johnston 县 940 位参与者的硒浓度进行了测定，发现受试者膝关节的硒浓度每提高 0.1mg/kg，其发生膝骨关节炎的风险便下降 15% ~ 20%。

（3）硒与骨质疏松症。

骨质疏松症（OP）是一种全身性代谢性骨骼疾病，其特征是骨矿物质密度（BMD）降低和骨折风险增加。硒是人体必需的微量矿物质元素，它被纳入蛋白质多肽链后形成硒蛋白。硒蛋白 P 是骨骼中重要的硒转运蛋白，对维持骨骼健康非常重要。硒缺乏可能会导致 ROS 水平增加，这是骨质疏松症的最重要原因。研究表明，血清硒水平与骨密度和骨折风险等骨骼预后呈正相关。

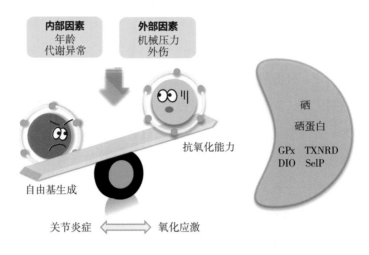

图2-42　人体中硒蛋白的主要功能

　　本书主编陈填烽课题组研究发现，纳米硒可以逆转激素引起的骨质疏松。糖皮质激素疗法通常用于治疗慢性炎症、自身免疫性疾病（尤其是风湿病和哮喘）、癌症。糖皮质激素引起的骨质疏松症是一种严重影响患者生活质量的并发疾病，在临床上仍无法得到最佳预防或治愈。基于此，研究者成功合成了三种手性硒纳米粒子，并证实了其减弱Dex诱导的骨质疏松症的能力，且L型手性纳米粒子显示出最强的效果。研究结果表明，手性硒纳米粒子通过调控硒蛋白表达，增强抗氧化活性，从而抑制成骨细胞激素诱导的自由基累积，减轻线粒体断裂，显著防止细胞凋亡和细胞周期停滞。此外，手性硒纳米粒子可减轻激素诱导的成骨细胞破坏、基质胶原蛋白流失、骨重构平衡紊乱以及骨质疏松症的形成。其潜在作用机制主要是通过调节Wnt/β-catenin信号通路和线粒体-ROS-MAPKs通路来减轻激素诱导的骨质疏松症。该团队的研究展示了手性硒纳米粒子治疗预防激素诱导的骨质疏松的有效策略，阐明其生物转化为硒蛋白的化学机制，并阐明其逆转激素诱导的骨质疏松的分子机制（图2-43）。另外，该团队的最新研究表明，与其他硒物质如硒代胱氨酸相比，香菇多糖修饰的功能化纳米硒，可快速激活硒蛋白如GPx1等，重塑巨噬细胞极化、有效抑制RANKL诱导的破骨细胞生成和破骨细胞活性，抑制病理性骨质流失（图2-44）。

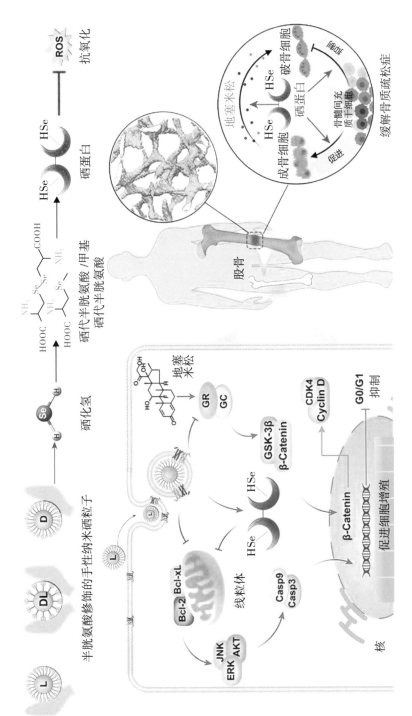

图2-43 纳米硒调控硒蛋白减轻激素导致骨质疏松的机理

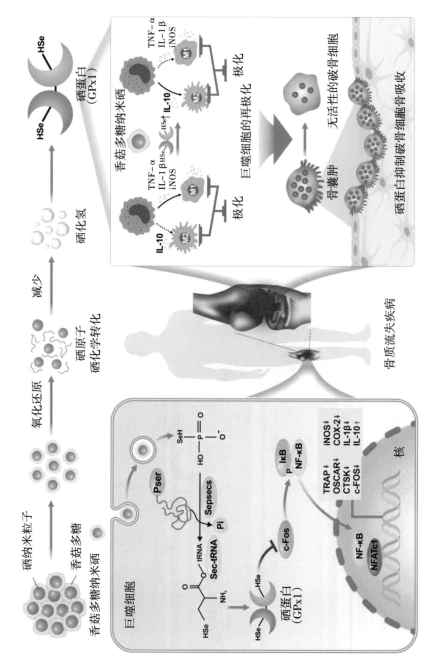

图2-44 功能化纳米硒可快速激活硒蛋白，有效抑制破骨细胞生成和病理性骨质流失

（六）硒与心血管疾病的相关性

1. 什么是心血管疾病

心血管疾病（Cardiovascular diseases，CVDs）是心脏和血管疾病的统称，主要包括冠心病、脑血管疾病（如中风）、周围动脉血管疾病、先天性心脏病、高血压、动脉粥样硬化及深静脉血栓和肺栓塞等，是当前危害人类健康的"第一杀手"。心血管疾病的病因比较复杂，通常是多种危险因素的综合作用导致，例如吸烟、不健康饮食、肥胖、缺乏运动、酒精、高血压、糖尿病和高脂血症等。统计结果显示，超过四分之三的心血管疾病死亡发生在低收入和中等收入国家，通过解决行为和环境的风险因素可实现对心血管疾病的有效预防。

2. 硒与心血管疾病

流行病学调查数据显示，心血管疾病的发病率与人们的饮食、机体硒水平等呈负相关关系，低硒水平人群的心血管疾病发生率比正常人群高2~3倍。大量研究表明，硒营养干预缓解心血管疾病的机制与其抗氧化功能密切相关。心血管疾病是由于机体脂质代谢失调、血管壁过氧化，引起动脉粥样硬化、冠脉血流减少和冠脉痉挛，最终导致心血管功能异常的一类疾病。机体缺硒时，谷胱甘肽过氧化物酶活性明显降低，脂质过氧化水平升高，从而选择性抑制前列环素水平，促进血栓形成。同时，缺硒还会促进血小板聚集，增加血液黏滞性，且由于动脉内壁损伤，加速胆固醇沉积和血管平滑肌细胞增殖，最终导致动脉粥样硬化和心血管疾病发生。前文介绍的克山病即是缺硒引起的地方性心肌病。

硒营养干预可降低心脑血管疾病发生、改善患者症状且增强其抗病能力。硒保护心血管功能的作用如下：

清除脂质过氧化物：血液中较高水平的脂质过氧化物等有害物质是造成冠状动脉粥样硬化的关键因素。硒元素则可通过调控多种硒酶清除脂质过氧化物，维持动脉血管壁上细胞膜完整性，抑制血栓形成和粥样硬化，从而预防心肌梗死。

调血脂：血脂异常作为心血管疾病的一个可改变的危险因素，其特征是循环脂质和脂蛋白水平异常，是健康的大敌。当血脂增高时，容易形成动脉粥样硬化斑块，阻塞血液流入相应部位，引发多种心血管疾病。硒主要通过掺入不同的硒蛋白来介导其生物学作用，其中谷胱甘肽过氧化物酶这一硒蛋白具有解毒细胞内过氧化氢的作用可引起，从而保护细胞免受脂蛋白损伤；此外，研究发现，实验动物缺硒可引起血浆中胆固醇的显著升高和甘油三酯水平的下降等。补硒可使体内谷胱甘肽过氧化物酶水平显著增加，从而降低肝脏中胆固醇生物合成的限速酶 HMG-CoA 还原酶的活性，并利用其强抗氧化作用阻止低密度脂蛋白胆固醇LDL-ch 的氧化，同时减少肝脏中脂肪酸的合成，促进脂肪的氧化代谢，从而有效降低血液中甘油三酯、低密度脂蛋白胆固醇的水平，提高高密度脂蛋白胆固醇的水平，进而有效降低血液黏度，有效调节胆固醇和甘油三酯代谢，降低心血管疾病发病率。

清除自由基/抗老化：人体在青壮年阶段由于体内含有较高水平和活性的抗氧化酶等，具有较强抗氧化能力，可及时清除自由基、抑制脂质过氧化物形成，保护细胞免受损伤。然而，随着年龄增长，人体抗氧化功能衰退，使得体内自由基水平逐渐升高，并对血管壁细胞、心肌细胞等造成损伤，加速了血管壁老化，最终导致血管硬化等心血管疾病发生。尤其对于冠心病患者，冠脉内壁的血栓和动脉粥样硬化斑块的脱落，将造成冠状动脉的部分或完全堵塞，进而导致心绞痛和心肌梗死的发生，危害生命健康。由硒组成的谷胱甘肽过氧化物酶则可发挥强大的抗氧化作用，通过清除自由基，保护血管内皮细胞和心肌细胞的生物膜，延缓血管壁衰老，预防心肌梗死、中风等心血管疾病的发生。

调节免疫：大量研究表明，硒酶介导的氧化还原调控直接决定着免疫细胞功能。缺硒可引起免疫功能障碍、降低免疫细胞响应性，例如嗜中性粒细胞抗菌能力下降，体液免疫反应即抗体生成缓慢且抗体滴度较低等。补硒则可有效增强巨噬细胞等免疫细胞的吞噬功能，促进浆细胞产生大量高效价的抗体等。临床研究表明，硒营养干预可有效改善心血管患者的免疫功能，增强其抗病能力，减少并发症。

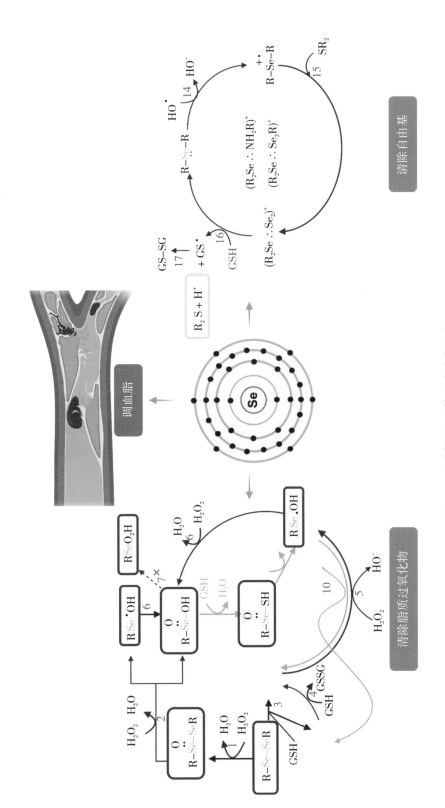

图2-45　硒缓解心血管疾病症状机制

（1）硒与病毒性心肌炎。

病毒性心肌炎是指病毒感染引起的心肌局限性或弥漫性的急性或慢性炎症病变，属于感染性心肌疾病。在病毒流行感染期约有5%患者发生心肌炎，也可散在发病。病毒性心肌炎起病症状多隐匿，不易诊断，患者在疾病初期常表现出非特异性的全身症状。

研究发现，从新冠病毒感染到康复后的一年时间里，感染新冠病毒的患者心脏病发作的风险高出63%，心律不齐的风险高出69%，中风的风险高出52%，心脏衰竭的风险高出72%。另有研究表明，低硒可使弱致病性的柯萨奇病毒株（一种肠病毒，是一类常见的经呼吸道和消化道感染人体的病毒，感染后人会出现发热、打喷嚏、咳嗽等感冒症状）转化为强致病性的病毒株、非致病性的病毒株转化为致病性病毒株。动物实验表明，给柯萨奇病毒性心肌炎的动物进行补硒后，心肌组织中谷胱甘肽过氧化物酶的活性显著提高，病毒RNA水平以及动物死亡率显著降低，这些证据均说明硒可能通过阻断病毒复制发挥心肌保护功能。另有临床证据表明，硒营养干预可通过显著提高患者体内谷胱甘肽过氧化物酶和SOD的酶活性，提高机体抗氧化能力，降低心肌酶和MDA水平，缓解心肌组织氧化应激水平，并通过抑制炎症相关信号通路等，控制炎症相关细胞因子的大量生成，减少心肌损伤，有效缓解病毒性心肌炎儿童的临床症状。

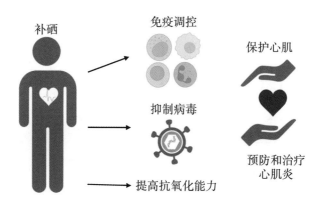

图2-46 硒营养干预防治病毒性心肌炎的潜在机制

（2）硒与冠心病。

冠心病是由炎症、动脉粥样硬化等多种病因造成冠状动脉狭窄或阻塞，进而导致心肌缺血引发患者不适的心血管疾病。研究发现，与健康人群相比，冠心病患者体内的硒水平显著降低，其体内高密度脂蛋白（HDL）的含量相较健康人也显著降低，且 HDL 上的 ApoA 载脂蛋白含量也明显减少；同时，卵磷脂胆固醇酰基转移酶（LCAT）活性低下，从而导致肝细胞清除胆固醇的功能下降，引起卵磷脂和游离胆固醇蓄积；另外，机体在低硒或缺硒状态下，谷胱甘肽过氧化物酶的活性下降，脂质过氧化物水平明显升高，最终导致冠心病的形成。同时，炎症反应是影响冠心病进程的重要因素。细胞中 NF-κB（nuclear factor-κB）信号活化参与细胞的生长与增殖凋亡以及炎症反应中相关基因的转录，是炎症反应发生的核心环节，与血管损伤、炎症有着密切关联。在静息期时，NF-κB 二聚体与 IκB 蛋白结合形成三聚体，以无活性状态存在于机体内。当炎症反应发生时，IκB 蛋白发生磷酸化，使得 NF-κB 从细胞质迁移至细胞核，其亚基 p65 启动基因转录，调节相关蛋白表达，从而促进炎症反应，引起血管内皮细胞损伤、平滑肌向内皮细胞迁移等，加速冠心病进展。补硒可以通过谷胱甘肽过氧化物酶 1（GPx1）的抗氧化和抗病毒特性，抑制 NF-κB 通路活化。

作为自由基清除剂，硒主要通过直接或间接的抗氧化作用，抑制脂质过氧化反应，降低体内脂质过氧化物的水平。同时，硒还可以通过降低甘油三酯和胆固醇水平、降低血液黏度、缓解或抑制动脉粥样硬化、减少血栓形成等，降低心肌梗死面积。同时，硒还可调控一氧化氮（NO）水平与释放，调节血管内皮功能。NO 是一种血管舒张剂，有助于保持血管的弹性和正常的血液流动，从而预防动脉粥样硬化的发生。因此，提高患者体内的硒含量，有利于冠心病的防治。世界卫生组织已将硒元素列入与冠心病等心血管疾病有关的元素加以推荐研究。在临床上，应用硒和维生素 E 联合治疗心绞痛患者，疗效明显提高，临床症状改善。

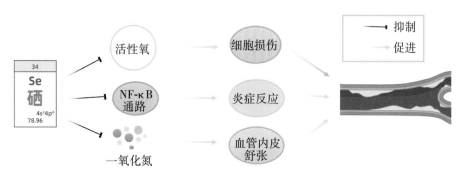

图2-47　硒通过各种机制抑制冠状动脉损伤

（3）硒与高血压。

高血压是指各种原因引起的血压持续偏高，通常在很长一段时间内没有症状，直到重要脏器受损时才被发现，因此被称为"隐形杀手"。如果不合理控制血压，可增加中风、动脉瘤、心力衰竭、心脏病发作、慢性肾病等疾病的发病风险。根据《中国高血压临床实践指南》，成人收缩压≥130mmHg和/或舒张压≥80mmHg时，即可被诊断为高血压。高血压多为遗传因素和不健康的生活方式等所致，如高盐高脂饮食、长期饮酒、长期精神压力过大、缺乏锻炼等，典型症状包括头痛、疲倦或不安、心律失常、心悸耳鸣等。事实上，随着人民生活质量的提高、生活方式的改变以及社会竞争的日益激烈等，高血压的发病已日趋年轻化。同时，随着社会老龄化的不断加剧，高血压的发病率逐年上升，最新统计数据显示，我国高血压发病率已超过30%，患病人数已超过2.4亿，高血压的防控刻不容缓。

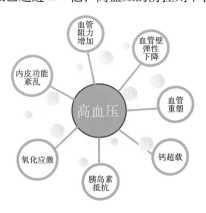

图2-48　高血压病的发病机制

高血压的发生、发展与体内脂质过氧化物作用、血管内皮细胞损伤与功能障碍、血液黏稠度等流变学变化密切相关，氧化损伤是其中的重要诱因。研究表明，高血压的发生与机体血硒水平密切相关，补硒有助于控制血压。流行病学调查数据表明，心脑血管发病率与各区域的硒水平呈负相关，缺硒地区发病率约为富硒区域的 3 倍以上。同时，高血压患者的预后与患者血硒水平呈正相关，血硒水平越高，患者预后越好。而通过硒营养干预后，缺硒动物的血压也明显降低；对于有妊高症高发风险的孕妇而言，补硒可有效改善其平均动脉压和水肿症状，降低其尿蛋白水平、血液黏稠度等，显著降低妊高症的发病率。Salonen 等开展的一项长期（7 年左右）的病例对照研究表明，芬兰部分地区极高的心血管疾病死亡率与当地居民体内的低硒水平密切相关。同时，我国高血压的发病率也与各地区的硒水平以及居民的血硒、发硒水平密切相关，通过对缺硒地区居民长达 13 年的连续监测发现，发硒水平较低的人群尤其是老年人，其高血压发病率较高。随着膳食硒的营养干预，高血压的发病率明显降低。Lymbury 等发现，大量摄入膳食硒可显著促进抗氧化酶如谷胱甘肽过氧化物酶等的表达，缓解心肌损伤和高血压的症状，降低其死亡率。

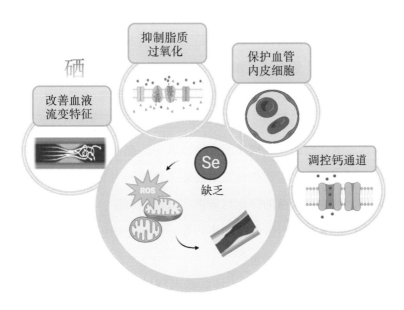

图 2-49　补硒通过多种途径缓解高血压

硒元素防治高血压的作用机制可以归纳为以下几个方面：

①清除脂质过氧化物：自由基生成过多或其清除酶活性降低，均会造成生物膜系统受损。除了硒本身有直接清除氧自由基作用外，谷胱甘肽过氧化物酶等硒酶还可分解过氧化氢并发挥抗脂质过氧化的作用，以维持血管细胞的正常功能，控制高血压。

②调控 Ca^{2+} 水平：硒在人体内以硒蛋白的形式存在，磷脂氢谷胱甘肽过氧化物酶通过调控钙释放蛋白活性，降低细胞内的钙离子水平，从而抑制机体对血管收缩物质的敏感性，降低血压水平。

③保护血管内皮细胞免受损伤：硒可通过抑制血小板 TXB2 生成，提高 6-keto-PGF1α 水平，进而调节血管收缩，缓解或保护血管内皮细胞免受损伤。

④硒可改变血液流变学特性：血液黏稠度增加、血流减少或减缓、红细胞功能受损如变形能力下降等血液流变学特性异常是造成高血压的直接原因。研究发现，补充硒和维生素 E 可有效抑制缺硒大鼠的红细胞聚集程度。对克山病患者的血液流变学检测发现，患者红细胞的聚集程度在补充硒和维生素 E 后显著减少，红细胞功能如变形能力得到明显改善。

（4）硒与动脉粥样硬化。

动脉粥样硬化是由遗传因素、生活方式等引起的，动脉血管壁上形成脂质斑块状沉积物，进而造成血流减少或血流不畅等，最终引发心脏病、中风等的一种心血管疾病。其主要由血流中的物质异常（如高胆固醇、高血脂、高血糖等）、炎症应激反应、湍急血流造成的物理压力（如高血压）等因素引起动脉内壁的反复损伤而发生。其中，高血脂是引起动脉粥样硬化的一个关键因素。血脂泛指血浆中的脂类物质，主要成分为甘油三酯和胆固醇两种。根据脂蛋白的理化性质进行分离与分类，其可分为低密度脂蛋白（LDL）和高密度脂蛋白（HDL）等，这两种脂蛋白分别在促进或抑制粥样硬化方面扮演着重要角色。

多项临床研究发现，对 60 例动脉粥样硬化患者进行硒营养干预 8 周后，血液中低密度脂蛋白和胆固醇的含量显著降低；同时，硒营养干预还可下调细胞焦亡和炎症反应相关基因（如 Toll 样受体 4、NF-κB P105 亚单位等）的表达，显著抑制患者体内的炎症反应。总的来说，硒主要通过如下途径，即抑制单核细胞黏附（1）与迁移（2）、低密度脂蛋白修饰（3）与蓄积（4）、炎症细胞因子分泌（5）、多位点修饰的低密度脂蛋白摄入（6）与泡沫细胞形成（7）、血管平滑肌细胞迁移与动脉粥样斑块形成（8）、细胞凋亡（9）、钙化（10）和血栓形成（11）等一系列活动，从而抑制动脉粥样硬化进展（图 2－50）。

众所周知，动脉粥样硬化是一种慢性炎症性疾病，氧化还原失衡、单核细胞和巨噬细胞等免疫细胞在动脉粥样硬化进程中发挥着重要作用。单核细胞一般通过结合病变血管内皮细胞膜上的黏附分子［例如血管细胞黏附分子-1（VCAM-1）和 P-选择素］进行黏附和入侵，然而传统的黏附分子抑制药物存在全身性副作用问题。因此，发展在病理组织中对炎症相关免疫细胞进行精确调控的方法具有重要意义。针对上述关键挑战，研究人员构建了能够靶向动脉粥样硬化斑块、原位激活抗单核细胞黏附功能的自组装硒肽用于动脉粥样硬化的治疗。该硒肽采用模块化设计理念制备，其主要包括靶向 VCAM-1 斑块、ROS 响应性硒氨基酸链接子和十八烷基疏水链等模块。同时装载辛伐他汀，从而制备获得硒肽纳米药物。该纳米药物可经静脉注射给药，实现在动脉粥样硬化斑块组织的靶向高效富集，其富集量是非靶向设计纳米药物的 2 倍以上，且可实现在高表达 ROS 的炎症组织中响应性释放辛伐他汀药物，进而有效清除局部 ROS、抑制巨噬细胞介导的炎症反应。同时，硒肽可在炎症环境下发生 β-消除化学反应，其氧化代谢产物——十八烷基硒酸可在原位形成胶束，之后特异性结合 P-选择素，其亲和力是选择素特异性结合物质——肝素的近 4 倍，进而抑制单核细胞黏附。通过调控单核细胞、抗炎、抗氧化等多重作用，硒肽纳米药物对小鼠的动脉粥样斑块抑制效率是辛伐他汀药物的近 3 倍。这些独特优势主要取决于以下几个重要原因：首先，烷基亚硒酸中的亚硒酸基团电负半径大于肝素中的硫酸基团，与选择素结合域中的阳离子有更强的静电相互作用；其次，自组装赋予纳米药物多价结合能力。

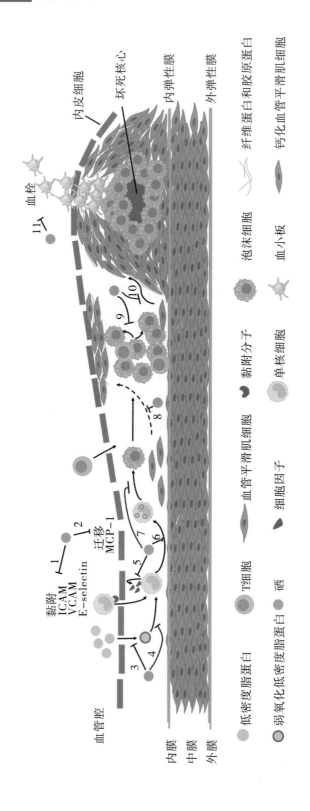

图2-50 硒干预动脉粥样硬化进展的作用机制示意图

动脉粥样硬化斑块中，脂质过载的巨噬细胞在动脉壁中高表达甘露糖受体（MR），而钙蛋白酶蛋白水解系统的过度活化通过裂解巨噬细胞中的ATP结合盒转运蛋白A1（ABCA1）和G1（ABCG1）促进动脉粥样硬化的进展。然而，传统钙蛋白酶抑制剂对动脉粥样硬化的治疗效率和特异性非常有限。为了解决这一关键挑战，本书主编陈填烽课题组成功合成了D-甘露糖修饰的纳米硒（MSeNP）并负载钙蛋白酶抑制肽（CIP）形成纳米体系（MSeNP@CIP）。通过D-甘露糖修饰的纳米体系能够与甘露糖受体特异性结合，增强了MSeNP@CIP在动脉粥样硬化斑块中的积累，从而通过抑制钙蛋白酶活性减少斑块形成。载脂蛋白E缺陷（ApoE−/−）小鼠的体内实验也证明了其具有显著降低小鼠的动脉粥样硬化水平的效果。此外，通过调节M1/M2巨噬细胞的比例，MSeNP@CIP还可以有效抑制炎症反应。

我们知道，人体对氧的需求是通过血液中红细胞所含的血红蛋白来完成的，当血液流经肺泡时，肺泡中的氧气便与血红蛋白结合，并随着血液循环运行，使得氧气可输送至人体全身各处组织器官。当输送的氧气无法满足机体正常需求时，机体就会代偿性地生产更多的红细胞，通过增加大量的红细胞和血红蛋白来提高机体的携氧能力，满足机体需求。我们知道，万事万物都有其两面性，虽然红细胞的代偿性增加及时满足了人体的代谢需求，但其同时也造成了血液黏稠度的急剧升高，从而引起血液流速缓慢，极大地增加了血栓形成的可能性，增加了罹患心血管疾病的风险，影响其预后。通过在海拔2300米、3000米和4000米的青藏高原地区肉用雏鸡的研究发现，肉用雏鸡的体重与海拔高度呈负相关，海拔越高，体重越低；但其死亡率则随着海拔升高而明显提高，红细胞数量和血红蛋白含量也随着海拔升高而不断增加。当对雏鸡进行补硒后，其体重明显增加，死亡率显著下降，体内红细胞和血红蛋白数量则恢复至正常水平。这表明，补硒可显著提高血红蛋白携氧能力，缓解红细胞代偿性增加带来的血栓形成风险。

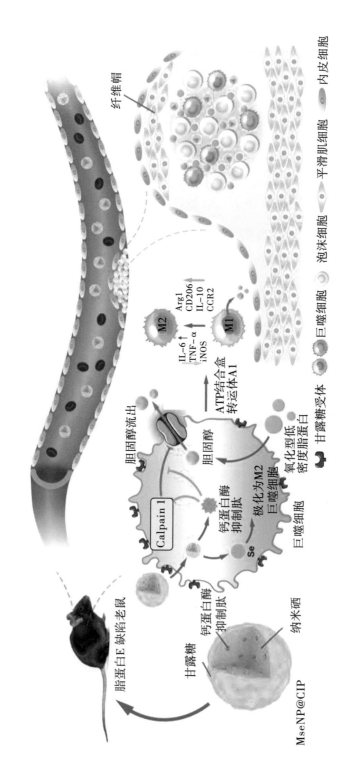

图2-51 靶向载药纳米硒可特异性富集于动脉粥样硬化斑块中，有效抑制钙蛋白酶活性，抑制动脉粥样硬化发生

（七）硒与甲状腺疾病的相关性

1. 什么是甲状腺疾病

甲状腺疾病是涉及甲状腺腺体的一系列疾病，该腺体位于颈部前方，主要负责合成甲状腺激素，从而有效调节身体的新陈代谢、心率、体温、体重和许多其他生理功能。甲状腺疾病主要分为以下几类：

（1）甲状腺功能亢进症（简称"甲亢"）。

甲状腺过度活跃，产生过多的甲状腺激素。症状包括心跳加快、体重减轻、焦虑、多汗、手颤抖等。最常见的原因是自身免疫性疾病，即格雷夫斯（Graves）病。

（2）甲状腺功能减退症（简称"甲减"）。

甲状腺分泌的激素水平低下。主要由于自身免疫性甲状腺炎所致，常表现为疲劳、恶寒、体重增加、皮肤干燥和情绪低落等。

（3）甲状腺肿瘤。

良性或恶性的甲状腺肿块。良性肿瘤可能是结节性甲状腺肿块，恶性肿瘤则可能是甲状腺癌。

（4）甲状腺炎。

甲状腺炎可能由多种原因引起，包括感染、自身免疫性疾病等。它可能导致甲状腺功能暂时性波动，有时伴有甲状腺疼痛和肿胀。

2. 硒与甲状腺疾病

硒元素广泛分布于人体的各组织器官，其中在甲状腺、眼睛、肾、肝脏、脑垂体、毛发、心脏、肌肉和骨骼中的含量较高。截至目前，人体中已发现30多种硒蛋白，其中碘甲状腺原氨酸脱碘酶（DIO）、谷胱甘肽过氧化物酶（GPx）和硫氧还蛋白还原酶（TXNRD）等直接决定着甲状腺功能，其在甲状腺激素合成、活化与代谢以及甲状腺抗氧化中发挥关键作用。

硒对碘代谢和甲状腺功能的维持发挥着极其关键的作用，能有效清除人体合成甲状腺激素过程中由于大量的氧化还原反应产生的过量过氧化氢，保护甲状腺免受活性氧自由基等物质的损伤；以及参与调控其他多种细胞生命活动，如蛋白质折叠、转录因子的氧化还原作用、细胞解毒作用等。

（1）硒与甲亢、甲减。

目前我国甲状腺功能障碍患者已经超过 2 亿人，根据中华医学会内分泌学会针对 31 个省、自治区、直辖市的 TIDE（甲状腺疾病、碘状态和糖尿病流行病学）项目调查结果，我国居民甲亢、甲减、甲状腺结节等各类患病率约为 50%。施秉银教授团队对陕西省安康地区的流行病学调查表明，甲状腺疾病的发病率与该地区的硒水平密切相关，缺硒地区甲减、自身免疫性甲状腺炎和甲状腺肿大等总体发病率显著高于富硒地区。同时，发现血硒水平与患病率关系密切，当低于约 $50\mu g/L$ 时，发病率最高；血硒水平在 $70\sim90\mu g/L$ 时，发病率最低。值得注意的是，血硒水平并非越高越好，当超过一定范围时，发病率不会持续降低，反而会出现皮肤损伤、脱发和神经系统损伤等硒中毒现象。

然而，血清中的低硒水平导致免疫功能紊乱和慢性炎症的发生。例如，当低硒引起体液免疫反应紊乱时，其可产生大量甲状腺刺激性抗体，促进甲状腺激素生成，导致甲亢发生；当其引起细胞免疫反应紊乱时，则会促进淋巴细胞大量浸润于甲状腺，并产生大量自由基，释放炎症因子，进而损伤甲状腺滤泡细胞，导致甲减发生。

（2）硒与甲状腺功能。

甲状腺激素是一类含碘的酪氨酸衍生物，由甲状腺滤泡上皮细胞合成与分泌，包括甲状腺素（T4）和三碘甲腺原氨酸（T3）两种。碘甲腺原氨酸脱碘酶（DIO）是一类重要的硒酶/硒蛋白，分布于肝脏、肾脏、脑、皮肤、胎盘和反刍动物的褐色脂肪组织等，其功能是将 T4 转化为 T3。当机体缺硒时，脱碘酶的活性或表达量受到影响，导致甲状腺激素代谢异常，血浆中 T4 升高、T3 下降。抗氧化剂谷胱甘肽过氧化物酶、硫氧还蛋白还原酶则保护甲状腺细胞在甲状腺激素合成过程中免受由过氧化氢（H_2O_2）诱导的氧化损伤。流行病学研究证明，甲状腺疾病不仅与缺碘有关，还与缺硒密切相关。

（3）硒与甲状腺肿瘤。

迄今为止，硒水平状态与甲状腺癌的相关性尚未达成共识。有研究表明硒水平与甲状腺肿瘤（包括甲状腺癌）的发生率和死亡率呈负相关关系，例如：挪威和波兰的两项研究表明，分化型甲状腺癌患者的血清硒水平显著低于对照组（从 $\geq 1.65\,\mu mol/L$ 降低到 $\leq 1.25\,\mu mol/L$）；但意大利患者的甲状腺组织样本中未发现硒水平与甲状腺癌的相关性。因此，硒营养干预是否可以有效降低甲状腺癌的发生率尚有待进一步研究。

（4）硒与桥本甲状腺炎。

桥本甲状腺炎（Hashimoto's thyroiditis，HT）是一种由免疫系统攻击甲状腺组织，从而导致炎症和甲状腺功能下降的慢性疾病。最新研究发现，HT 患者在补硒后，其甲状腺过氧化物酶抗体水平显著降低；而未进行左甲状腺素（LT4T）治疗的患者，在补硒后，其促甲状腺激素（TSH）水平明显下降，甲状腺炎症与功能也明显改善。目前，硒营养干预辅助 HT 治疗的机制尚不完全清楚，推测其可能通过提高甲状腺组织局部的硒蛋白活性，如碘甲状腺原氨酸脱碘酶、硒蛋白 P 和谷胱甘肽过氧化物酶等，实现对氧化应激和炎症的有效调控。

同时，另有研究表明，HT 患者的血清硒水平低于对照组，且低硒患者的促甲状腺激素、甲状腺容量、甲状腺球蛋白、抗体滴度和 GPx3 活性等水平显著高于正常硒水平患者。在硒缺乏症患者中，硒水平与 TSH、TVol 和甲状腺过氧化物酶抗体（TPO-Ab）呈负相关，硒缺乏和碘含量升高可能会加重自身免疫反应和甲状腺功能障碍。

（八）硒与前列腺癌的相关性

1. 什么是前列腺癌

前列腺癌是男性泌尿生殖系统肿瘤的一种，目前已经成为全球男性第二大常见癌症，发病率在不同人群之间差异很大，在西方地区如美国、澳大利亚和西欧最高，发病率在 85 人/10 万人以上，亚洲地区发病率最低，在 4.5 人/10 万人至 10.5 人/10 万人之间。我国前列腺癌发病率虽远低于欧美发达国家，但随着生活方式的改变，其发病率逐年上升。前列腺癌早期症状不明显，伴随着恶性进展，症状可分为两大类：

（1）压迫症状。

伴随着恶性进展，前列腺腺体不断增大，进而压迫尿道造成排尿困难，表现为尿线细、射程短、尿流缓慢或中断、尿后滴沥和尿不尽、尿频、夜尿增多，甚至尿失禁等。同时，增大的前列腺还会压迫直肠、输精管等，造成排便困难、肠梗阻、射精缺乏，当压迫神经时，还可引起会阴部疼痛等。

（2）转移症状。

前列腺癌还可侵袭膀胱、精囊和血管神经束等，导致血尿、血精和阳痿。转移至盆腔淋巴结时，可造成下肢水肿。同时，其易发生骨转移，导致骨痛、病理性骨折和瘫痪等。转移至骨髓时，则引起贫血或全血象减少。

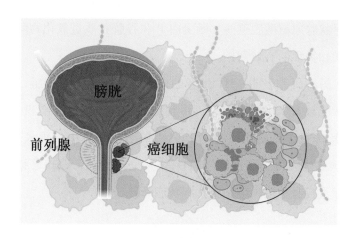

图 2-52　前列腺癌示意图

2. 硒与前列腺癌

硒在前列腺癌防治中的潜在应用在 50 多年前即已被研究人员报道，他们发现前列腺癌的发生与患者血硒水平密切相关。同时，硒干预可抑制致癌物诱发的肿瘤模型构建。随后的研究也证实了环境的硒水平与饲料作物硒和癌症死亡率之间的负相关关系。1996 年，营养预防癌症研究再次强调硒对前列腺癌可能的保护作用，这项研究共有 1300 多名既往有皮肤癌病史的受试者被随机分配，每天服用硒或安慰剂，平均治疗 4.5 年。在平均 6.4 年的随访后，对比发现硒组被诊断患有前列腺癌的男性数量减少了 67%。此外，2006 年美国《癌症分子疗法》杂志中的一篇文献介绍，硒可以将前列腺癌发生率降低 50%。这些研究都表明了硒对前列腺癌的预防功效。

在前列腺癌治疗方面，硒同样具有良好的效果，其可以通过直接和间接作用实现它的抗肿瘤作用。研究表明，有机硒可以直接损伤肿瘤细胞的 DNA 实现抗肿瘤功效。另一方面，硒可以通过扰乱肿瘤组织内氧化还原平衡，促使肿瘤微环境内活性氧（ROS）的大量积累，进而间接杀伤肿瘤。更为重要的是，硒还可通过调控免疫系统的氧化还原稳态等，增强免疫细胞的响应性和抗肿瘤杀伤作用，实现对前列腺癌等肿瘤细胞的高效杀伤（图 2 – 53）。

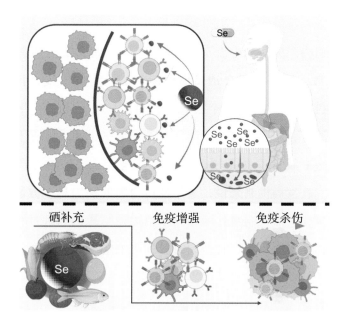

图 2 – 53　硒直接杀伤肿瘤以及通过激活免疫细胞间接抗肿瘤

（九）硒与眼部疾病的相关性

1. 什么是眼部疾病

眼睛是心灵的窗口，也是健康的窗口。根据国家卫健委发布的信息，2022 年全国总体近视率为 52.96%。2022 年，我国青少年近视率居全球第一，且近视趋向低龄化。近视概念背后存在两个截然不同的问题：一方面，由于平行光线聚焦在视网膜前面，而不是直接聚焦在其表面上，聚焦不佳是一个光学问题；另一方面，它仍然是一个未解决的医学问题，患有近视的人更容易患上其他眼病：视网膜脱离、青光眼、黄斑出血、白内障等。那么，近视是如何引起的呢？近视的病理十分复杂，其中，氧化应激损伤是参与近视发展的途径之一。早期的研究已经证实，氧化应激会导致动物模型中的光感受器和神经视网膜的其他细胞退化。源自氧气的自由基被称为活性氧（ROS），是氧化应激的主要贡献者之一。它们包括超氧阴离子、过氧化氢自由基和羟基自由基。

此外，令人震惊的是，2020 年世界卫生组织的报告显示，东南亚地区是全世界白内障失明和中度至重度视力障碍患病率最高的地区。这不禁让我们思考，缺硒是否会诱发白内障？据《南方日报》报道，1980年，中国农科院对我国 1094 个县市（约占全国一半）的土壤样品的硒含量进行了测定，结果显示，我国处于地球低硒带，是世界上四十多个缺硒国家之一；而在全球范围内，东南亚地区是缺硒较为严重的地区（图 2-54）。就发病机制来说，老年性白内障的病因是多方面的，在各种原因中，氧化应激机制被认为参与了白内障形成的病理过程：当晶状体中的氧化损伤不断累积，直至超过其固有的抗氧化能力时，就会影响晶状体的结构和功能，导致晶状体蛋白的聚集和晶状体上皮细胞的凋亡，并导致白内障形成。

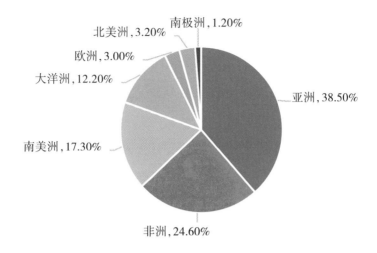

图 2 - 54　2020 年全球各大洲白内障致盲、中度视力损害和重度
视力损害的年龄标化患病率

2. 硒与眼部疾病

　　眼睛是我们生命的守护神。那么硒是否与我们的眼睛息息相关呢？地球上的动物中，山鹰的眼睛最为敏锐。山鹰为什么能在三千米的高空发现二十千米以外的猎物？特别有意思的是，生物学家们经过长期的研究发现：其奥妙竟然在于山鹰体内含有极为丰富的硒元素，且视觉敏锐的山鹰眼的视网膜含硒量可高达 700μg，而人眼视网膜含硒量仅仅为山鹰的百分之一。有研究调查发现，相比于健康人，近视患者的血清硒浓度显著较低（40.23±12.07μg/L），高度近视患者的血清硒浓度明显降低，血清硒浓度与近视度数呈负相关关系。临床研究发现，随着年龄增加，人体内血清硒的含量下降，而其中患有老年性白内障的老年人血清硒与无白内障发生的老年人相比下降更为明显，低血清硒水平可能是年龄相关性白内障的危险因素。Swanson 等也曾报道，老年性白内障的晶状体硒含量下降至正常水平的 1/6。硒缺乏将导致抗氧化硒酶活性降低，晶状体清除自由基能力下降，自由基增加，导致脂质过氧化，机体正常的防御体系削弱，内外因素产生的活性氧自由基得不到及时消除，它们将引起巯基蛋白的氧化以及膜不饱和脂肪酸过氧化反应，最终导致蛋白质降解，膜功能异常，细胞肿

胀，细胞膜破裂进而造成晶状体浑浊。因此，这提示硒在我们的视力中扮演着重要的角色（图2-55）。

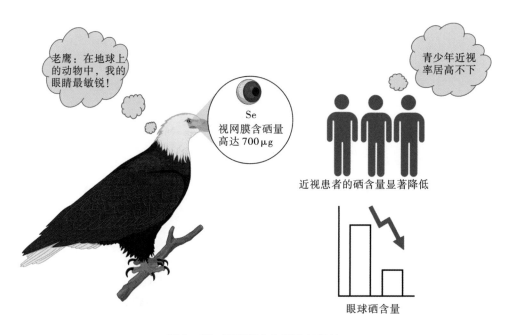

图2-55　眼睛视力与硒密切相关

硒是如何参与眼部疾病的防护呢？首先，硒是哺乳动物必需的微量元素，在抗氧化过程和巩膜的生化重建中发挥着重要作用，硒蛋白参与保护大分子和细胞免受氧化压力（图2-56）。硒被人体吸收转换为硒蛋白后，抗氧化硒蛋白能催化并清除对眼睛有害的自由基物质，从而保护眼睛的细胞膜，唯一明确显示存在于眼睛中的两种硒蛋白是GPx1和GPx3。研究人员从眼睛的晶状体中分离出了"经典"的胞质谷胱甘肽过氧化物酶（GPx1），在此酶的催化下，晶状体谷胱甘肽酶能抑制有害代谢产物"过氧化物"的产生，从而起到保护生物膜作用，使晶状体保持正常透明状态。此外，还发现了GPx3在睫状体中合成并释放到房水中。与GPx家族的所有其他成员一样，这两种酶以牺牲硫醇为代价，高效地还原H_2O_2、有机氢过氧化物和过氧亚硝酸盐。

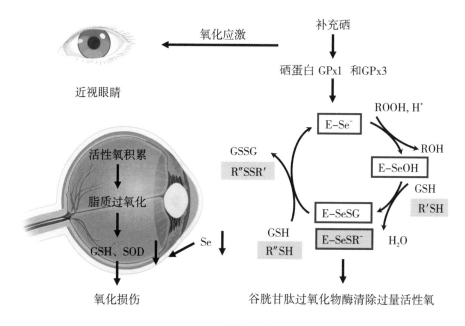

图 2-56　硒保护眼睛的途径

膳食摄入硒是人体获取硒的主要方式，食物中的硒包括有机形式和无机形式。这两种形式的硒对白内障的影响是截然不同的。对于有机硒，在 tRNA 介导的硒代半胱氨酸掺入后，这些硒可以合成多种硒蛋白，包括 GPx 和 TXNRD 等，具有强大的抗氧化能力。硒的有机形式或能够通过对抗氧化应激来预防白内障发生。硒的无机形式处于氧化态，这可能会加剧氧化应激，从而促进白内障发生。由于有机硒的生物利用度大于无机硒，在硒的低膳食剂量下，人体吸收的有机硒占主导地位，此时有机硒通过一系列作用发挥抗氧化作用生物代谢，从而对白内障起到抑制作用。但是当硒摄入量增加时，体内无机硒的吸收量也会增加，并且对晶状体的一系列破坏性影响开始显现。由于此时有机硒所发挥的保护作用同样随着剂量的增加而增强，因此它并没有显示出绝对的白内障促进负面作用。然而，随着硒摄入量继续上升到更高水平，晶状体中足以在较长时间内保持较高的亚硒酸盐浓度，此时亚硒酸盐对晶状体细胞的修复作用开始显现，并与硒蛋白一起发挥对晶状体的保护作用，从而预防白内障。硒之所以在不同的摄入水平下逐渐对白内障产生不同的影响，是因为硒在人体内的主要聚集部位是肝脏、肌肉、肾脏，能聚集到晶状体的硒剂量低。只有当硒摄入量发生较大变化时，才会导致晶状体中硒积累量发生有影响的变化，从而对晶状体产生有效影响。因此，建议老年人通过在日常饮食中适度增加硒的摄入量来预防白内障（图2-57）。

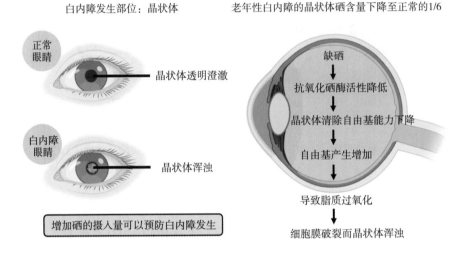

图2-57　补充硒可以预防白内障

四、硒与癌症

（一）癌症特性简介

肿瘤是一种具有多种复杂特性的疾病，包括异常的细胞增殖、侵袭和转移、异质性、免疫逃逸、血管生成、代谢改变、基因组不稳定性等。

肿瘤细胞的一个显著特性是异常的增殖。正常细胞的生长和分裂受到严格的调控，以维持组织和器官的结构与功能的稳定。然而，肿瘤细胞却打破了这种平衡，它们不受控制地分裂和增殖，不断积累形成肿块。这种过度的细胞增殖是细胞内遗传和表观遗传改变导致的，例如基因突变、染色体异常以及基因表达的失调。这些变化使得细胞失去了对生长信号的正常响应和对细胞周期的有效调控，从而导致细胞持续分裂，不受机体的正常约束。硒能调节 DNA、RNA 及蛋白质的合成，进而控制癌细胞的分裂与增殖，有效遏制肿瘤的发展。

异质性是肿瘤的另一个关键特性。同一肿瘤内的细胞并非完全相同，其可能存在的显著差异主要体现在形态、生物学行为、分子的特性等方面。这种异质性可能存在于肿瘤的不同区域，也可能在不同的发展阶段发生变化。肿瘤细胞的异质性使得治疗变得更加困难，因为单一的治疗方法可能无法有效地针对所有的肿瘤细胞。一些细胞可能对治疗敏感而被消灭，而另一些具有不同特性的细胞则可能存活下来，导致肿瘤的复发和耐药。硒通过影响特定的信号通路和基因表达调控网络，调节肿瘤耐药相关基因的表达。对于那些因基因变异而对传统治疗产生耐药性的肿瘤细胞，硒有可能重新激活某些关键的抗肿瘤信号通路，恢复肿瘤细胞对治疗的敏感性。

肿瘤细胞还常常具有逃避机体免疫监视的能力。正常情况下，免疫系统可精准识别并有效清除包括肿瘤细胞在内的各类非正常细胞。然而，肿瘤细胞能够利用多种复杂机制巧妙避开免疫系统的攻击。硒在这一过程中对于提升机体免疫活性具有关键作用。在正常细胞发生癌变的前期，体内免疫系统能够敏锐地感知并及时清除这些潜在的危险细胞。而硒对机体免疫机制的调控作用主要体现在精准地影响各类功能性淋巴细胞亚群的分化与形成。硒蛋白具备调节和增强机体免疫系统功能的独特效能。在体液免疫方面，硒能够特异性地激活相关免疫反应。例如，硒能够增强巨噬细胞的活性，同时促进巨噬细胞激活因子（MAF）的生成，并增强巨噬细胞对 MAF 的敏感性和响应能力。此外，硒能够促进淋巴细胞的增殖，加速抗体的产生过程，从而提高免疫球蛋白的总体含量，增强 NK 细胞的杀伤活性，增加 T 细胞的数量，有效地推动肿瘤机体血清中 IgG 和 IgA 等免疫球蛋白的表达。

肿瘤细胞还具有侵袭和转移的特性。当肿瘤在原发部位不断生长，它们会逐渐突破周围组织的屏障，侵入附近的血管和淋巴管。这些细胞顺着血液循环的通路或淋巴液的流动，扩散到身体的其他部位，并在新的组织或器官中定植和生长，形成转移灶。为了满足不断增殖的肿瘤细胞的营养和氧气需求，肿瘤会分泌一些促血管生成因子，诱导新的血管形成。同时，肿瘤血管的结构和功能往往异常，血管壁通透性增加，导致肿瘤组织内的压力升高，影响药物的输送和治疗效果。肿瘤生长和转移依赖于自身建立一套血管系统，从人体中获取养分。硒对血管生成抑制因子有促进作用，能够有效阻断肿瘤细胞的营养供给渠道，协助巨噬细胞和白细胞高效清除癌细胞。此外，在抑制肿瘤细胞周围血管生成方面，硒通过减少血管内皮生长因子的表达以及分泌水平，对肿瘤细胞血管内皮基质金属蛋白酶的数量进行调控。

肿瘤细胞的代谢模式与正常细胞呈现出明显差异。相较于正常细胞，肿瘤细胞更倾向于采用糖酵解的代谢途径。即便处于氧气充分供应的环境下，肿瘤细胞依然会优先利用葡萄糖来产生乳酸，这种特殊的代谢现象被称为"瓦博格效应"。此外，肿瘤细胞还可能改变对氨基酸、脂肪酸等营养物质的摄取和利用趋势，以满足其快速生长和分裂的需求。

此外，对于激素依赖性肿瘤而言，其生长和增殖高度依赖特定受体。硒具有特殊的作用，它作用于激素依赖性肿瘤的相关受体，从而有效降低受体的水平。当受体数量下降时，肿瘤细胞接收生长和增殖信号的能力就会相应减弱，进而在一定程度上抑制肿瘤细胞的生长与增殖态势。这就如同切断了肿瘤细胞的"营养线"，干扰了肿瘤细胞的正常生长和增殖过程，使其难以持续扩张。硒以这种方式为对抗激素依赖性肿瘤提供了新的思路和途径。

综上所述，硒以多种方式发挥抗肿瘤作用。首先，它可通过调节信号通路和影响激素依赖性肿瘤受体来抑制肿瘤细胞增殖。其次，硒凭借强大的抗氧化活性保护蛋白质及大分子功能。再者，硒在低剂量时增强免疫，高剂量则诱导活性氧产生从而诱导细胞凋亡。另外，硒通过调节信号通路以恢复肿瘤细胞对治疗的敏感性，由此来改善肿瘤多药耐药的情形。同时，硒能够抑制肿瘤组织中血管的生成，切断肿瘤获得营养的路径。免疫方面，硒通过促进免疫细胞增殖和活性，增强机体抗肿瘤能力。关键的一点是，硒能通过调节过氧化物酶活性，增强抗氧化能力。最后，硒能降低致癌因子诱变，维持 DNA 修复酶活性并抑制蛋白激酶 C 活性。总之，硒的抗肿瘤作用机制多样，是肿瘤防治研究的热点，也为肿瘤防治带来了新的希望。

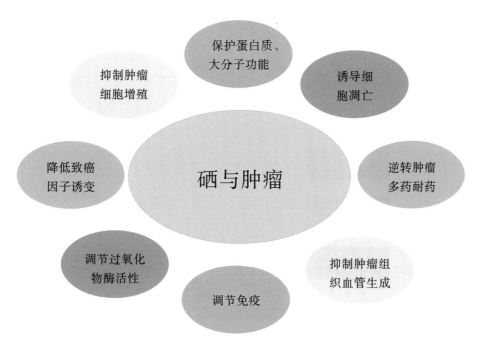

图 2-58 硒与肿瘤的相互作用机制

（二）硒对癌症的预防和术后帮助

1. 硒对癌症的预防作用

在 1983 年至 1996 年，美国亚利桑那大学亚利桑那癌症中心的 Clark 教授开展了长达十余年的临床试验探索，最终发现，每日摄入 $200\mu g$ 的硒能够让癌症致死率降低 50%，癌症总体发病率减少至 63%，这一发现使得此项研究被誉为"硒防癌的里程碑"。

1996 年，中国医学专家于树玉教授团队的硒与肝癌研究结果显示，补充硒能够让肝癌的发病率降低至65%，而对于有肝癌家族病史的人群而言，其发病率甚至可减少至50%，该成果荣获卫生部医药卫生科学进步奖，并获得"施瓦茨奖"。

2003年9月，美国食品药品监督管理局（FDA）认可了硒具有抑癌功能这一观点，进而批准商家在硒营养品的标识上注明其抑癌特性。Vieira团队针对39名在白血病、淋巴瘤以及实体瘤化疗期间补充硒的患者的生活质量进行了评估，结果显示，与安慰剂摄入组相比，补硒后淋巴瘤和实体瘤患者的肾功能和肝功能均有所改善，淋巴瘤组的改善更为明显。

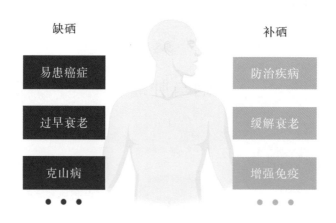

图2-59 缺硒的危害与补硒的功能作用

2. 硒对手术预后的帮助

手术对于患者的身体来说是一次巨大的创伤，术后身体的免疫系统和各项生理机能都需要时间来恢复和调整。在此过程中，硒通过刺激术后病人免疫球蛋白及抗体的产生，为病人的康复提供了有力的支持，在辅助手术预后方面发挥着重要作用。免疫球蛋白和抗体是人体免疫系统的重要组成部分，它们能够识别和结合病原体，如多种引发感染的细菌，进而将其消灭，为术后病人构建起一道坚固的防线。

郁宝铭的术后补硒实验为硒在辅助手术预后方面的作用提供了有力的证据。实验结果显示，在硒补充后，CD4与CD8的比例以及氧自由基的活跃程度与血液之间会呈现出特定变化。CD4 和 CD8 是两种重要的免疫细胞，其比例的平衡对于维持免疫系统的正常功能至关重要。氧自由基的活性得到改善，意味着机体的氧化应激状态得到了缓解，细胞的损伤减少。

赵任等针对大肠癌患者的研究也得出了相似的结论。在这项研究中，对患者的免疫功能与抗氧化功能状态进行细致观察后，他们发现大肠癌患者血液中的硒含量相较于正常水平明显偏低。这表明在患病状态下，患者体内的硒含量不足，可能影响了免疫系统和抗氧化系统的正常运作。而补硒后，血硒水平明显升高，同时 CD4/CD8 的比例恢复平衡，以及 GSH（谷胱甘肽）、GPx（谷胱甘肽过氧化物酶）、SOD（超氧化物歧化酶）的活性随血硒升高有了一定改善。GSH、GPx 和 SOD 都是体内重要的抗氧化物质，它们能够清除自由基，保护细胞免受氧化损伤。这些指标的改善意味着大肠癌患者的免疫功能和抗氧化能力得到了显著提升，从而增强了机体的防癌和抗癌作用。

无论是从理论机制还是实际的实验研究来看，硒在辅助手术预后方面都具有不可忽视的作用。通过补充硒，患者的免疫平衡得到维持，抗氧化能力得以提升，有助于更快地从手术创伤中恢复，降低感染风险，提高康复的可能性，为患者恢复健康增添了一份有力的保障。

（三）硒对化疗的帮助

1. 硒增敏化疗

化疗是通过化学药物杀死快速分裂的肿瘤细胞来阻止其生长与扩散的治疗策略，是肿瘤综合治疗的关键组成部分。其历史可追溯至 20 世纪初，直到 1942 年，氮芥被发现可有效减缓淋巴瘤的生长，为化疗的应用奠定了基础。进入 21 世纪后，化疗逐渐向个体化和靶向精准治疗方向发展，旨在制订更有效的肿瘤治疗方案。然而，随着患者用药时间的延长，肿瘤细胞通过 DNA 突变、药物降解的代谢变化导致内源性或获得性药物分子的改变、靶点的突变，进而产生耐药性，这是肿瘤化疗失败的主要原因，也是化疗面临的最具挑战性的问题。因此，提高肿瘤细胞对化疗药物的敏感性有利于推动化疗的发展。

硒能够提高肿瘤细胞对化疗药物的敏感性，通过多种途径实现与化疗药物的协同增敏作用。首先，在细胞周期的调控方面，硒能够干扰肿瘤细胞的正常进程。正常的细胞周期由 G1 期、S 期、G2 期和 M 期依次构成，而肿瘤细胞会出现细胞周期调控的失常，导致异常增殖。硒在体内转化后通过调节细胞周期的关键检查点蛋白实现细胞周期调控，例如，通过抑制细胞周期蛋白依赖性激酶（CDK）的活性或上调细胞周期蛋白依赖性激酶抑制剂（CKI）的表达，使细胞周期停滞在特定阶段，使肿瘤细胞无法顺利完成分裂和增殖。其次，硒能够调节多种凋亡相关蛋白的表达和活性，增加线粒体外膜的通透性，引起细胞色素 C 释放，进而引发凋亡蛋白酶的一系列级联反应，诱发细胞凋亡。此外，硒调节肿瘤细胞内的氧化还原状态来影响细胞命运，是硒增敏化疗的另一重要途径。

上述过程为化疗药物提供了一个"导航系统"，使其能更容易杀灭肿瘤细胞。当肿瘤细胞的细胞周期被扰乱、凋亡途径被激活、氧化还原平衡被打破时，它们对化疗药物的敏感性就会显著提高，从而提升治疗效果。

基于硒的化疗增敏特性，多种硒增敏化疗的应用被报道。首先，通过硒联合多种药物有效增强其抗肿瘤效果，从而克服耐药。具体地说，硒通过抑制肿瘤细胞的 DNA 修复机制，增加化疗药物对肿瘤细胞的杀伤能力；硒调节耐药性相关蛋白、肿瘤细胞代谢途径打破肿瘤细胞的耐药性，改善化疗耐药现象，同时减轻副作用。此外，硒可以通过调节肿瘤微环境中的免疫细胞活性，提高 T 淋巴细胞和自然杀伤（NK）细胞活性，从而提升机体对肿瘤的免疫监视和清除作用，增强机体抗肿瘤的能力。

2. 硒改善化疗副作用

硒作为人体必需微量元素，可以减轻化疗带来的毒副作用。科学家发现硒有降低顺铂毒性的作用，与对照组相比，补硒组患者外周血白细胞计数明显增加、GCSF 的消耗量及输血量明显低于对照组；此外，通过尿酶（NAG、GGT、AAP、LAP 和 ALP）测定顺铂的肾毒性，对比发现化疗后上述患者的尿酶明显低于对照组。Kasseroller 对硒在继发性和原发性淋巴水肿中的应用展开了研究，发现硒能有效减轻患者术后继发性淋巴水肿症状，且降低患者皮肤感染率。在另外一项研究中，口服亚硒酸钠的患者水肿体积和丹毒发生率以及其他参数均有所改善。因此，上述结果表明硒能够有效减轻化疗的毒副作用。

硒可能通过以下途径减轻化疗副作用：①化疗药物在消灭肿瘤细胞的同时会产生大量活性氧（ROS），这些活性氧会攻击正常细胞，诱发正常细胞的死亡。硒作为一种强效的抗氧化剂，能够中和这些活性氧，保护正常细胞免受伤害，为其提供一层"防护盾"，减轻了化疗的副作用。②硒通过调节全身硒蛋白，为细胞形成一个强大的抗氧化网络，保护细胞免受氧化损伤。③硒还能调节胃肠道的黏膜细胞，减少化疗药物对胃肠道的刺激和损伤，减轻化疗引起的恶心、呕吐、肠胃功能紊乱等副作用，从而缓解胃肠道的不适症状。

3. 硒增敏化疗的前沿研究

成果 1：2021 年，清华大学许华平课题组在《生物材料》期刊上发表过氧化氢响应的含硒高分子用于 CO/化疗增敏/抗血管生成协同治疗的研究成果

许华平课题组开发了一种具有 H_2O_2（过氧化氢）响应性质的含二硒胶束，将一氧化碳（CO）治疗、化疗增敏和抗血管生成（AAT）集成于统一的系统中。CO 治疗和 AAT 被认为是两种有效的癌症治疗方法，但由于其较差的肿瘤靶向性难以避免会引发全身性毒副作用，严重限制了其广泛临床应用。该成果工作原理为：在肿瘤细胞内大量 H_2O_2 的氧化下，CO和吉西他滨（GEM）才从含二硒的高分子胶束中原位释放，从而减轻药物的副作用。随后，CO 通过提高胃癌细胞中的活性氧（ROS）的水平，从而显著增强吉西他滨的化疗效果。此外，该含二硒胶束会被 H_2O_2 氧化为有机亚硒酸，抑制血管内皮生长因子（VEGF）和基质金属蛋白酶-2（MMP-2）的表达以实现抗血管生成的目的。这一研究成功将硒化疗增敏治疗、CO 治疗和 AAT 相结合，为多模态协同治疗提供了一个新的解决方案。

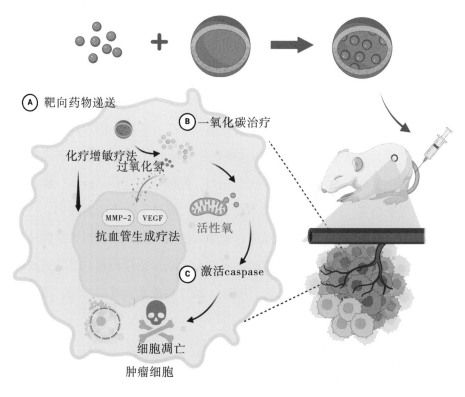

图 2-60　含硒两亲性高分子材料的抗肿瘤机制

成果 2：2019 年，清华大学许华平课题组报道了二硒化物－培美曲塞复合物用于癌症免疫、放射和化学联合治疗的研究成果

许华平课题组率先将双硒键引入高分子主链当中，成功制备了两亲性的含双硒嵌段共聚物，并且研究了其组装行为、药物载运能力以及氧化还原响应性。这类含双硒的纳米组装体，在外加低浓度的过氧化氢、低剂量的伽玛射线辐照或者外加光敏剂及光照刺激下，可以实现化学键的氧化，生成有机亚硒酸，同时实现负载药物的释放。而生成的有机亚硒酸能够抑制乳腺癌细胞 MDA-MB-231 表面 HLA-E 蛋白的表达，使得癌细胞更容易被人体的 NK 细胞识别并吞噬。基于以上研究，该课题组进一步将含双硒键的高分子纳米材料应用到联合治疗的研究当中。

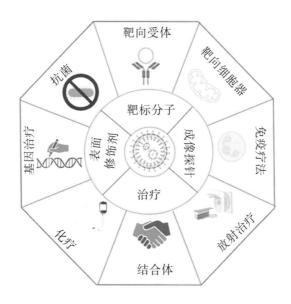

图 2 – 61　纳米硒在多模态肿瘤诊断与治疗上的应用

成果 3：2018 年，**本书主编陈填烽课题组报道了双靶向硒纳米粒子用于肿瘤的协同光热治疗和化疗的研究成果**

陈填烽课题组设计并成功合成了双靶点多肽（RC-12 和 PG-6）负载阿霉素（Doxorubicin，DOX）和吲哚菁绿（Indocyanine Green，ICG）的功能化硒纳米颗粒 SeNPs-DOX-ICG-RP。RC-12 和 PG-6 作为特异的肿瘤靶向配体，通过动力蛋白介导的脂筏内吞作用和网格蛋白介导的内吞作用，在高表达整合素受体的肿瘤细胞中显著提高了细胞对纳米粒子的摄取。而且，合成的 SeNPs-DOX-ICG-RP 纳米体系对正常细胞和肿瘤细胞具有较高的选择性。双靶向设计增加了细胞对纳米体系的摄取，延长了药物循环时间，提高了化疗和光热联合治疗的效率。

成果 4：2018 年，**上海工程技术大学陆杰课题组报道了 Se@ SiO₂- FA-CuS 纳米复合材料用于化学光热疗法协同作用中 DOX 和纳米硒的靶向输送的研究成果**

陆杰课题组研究制备了一种多重功效的肿瘤靶向药物载体（Se@ SiO$_2$-FA-CuS/DOX），用于肿瘤的光热联合化疗。由于具有良好的靶向性，Se@ SiO$_2$-FA-CuS/DOX 纳米复合材料在肿瘤组织中有较多的蓄积，同时通过

DOX 和 Se 的释放，在近红外辐射和化疗条件下提供光热治疗。由于化疗（Se 和 DOX）与光热疗法的协同作用，Se@ SiO$_2$-FA-CuS/DOX 纳米复合材料在体内外均能有效地抑制肿瘤细胞的生长，甚至完全消除肿瘤。此外，由于硒可以降低 DOX 的毒性，Se@ SiO$_2$-FA-CuS/DOX 纳米复合材料的治疗没有明显的不良反应。

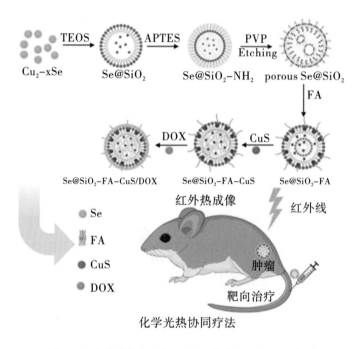

图 2－62　Se@ SiO$_2$-FA-CuS/DOX 的合成及应用示意图

成果 5：2017 年，广东省纳米医学重点实验室蔡林涛课题组报道了载牛血清白蛋白的纳米硒/ICG 纳米粒子用于高效化疗联合光热疗法的研究成果

蔡林涛课题组设计制备了牛血清白蛋白负载 SeNPs/吲哚菁绿（ICG）的纳米颗粒（BSINPs），可以同时运送 SeNPs 和 ICG（一种光热剂）到肿瘤区域进行联合化疗和光热治疗。与游离的 ICG 相比，BSINPs 具有良好的分散性、合适的尺寸、荧光稳定性和特征光谱等特性。此外，BSINPs 在肿瘤中的滞留时间较长，在激光照射下表现出较高的温度响应。此外还可以监测 BSINPs 在体外的亚细胞定位过程和 BSINPs 在体内的分布。BSINPs 联合激光照射可协同诱导 U87L 胶质瘤细胞死亡，与单纯化疗或光热治疗相比，可完全抑制体内 U87L 肿瘤的生长。值得注意的是，单次剂量的 BSINPs 激光照射后，未观察到肿瘤复发或治疗毒性。结果表明，BSINPs 是非常理想的化疗 - 光热联合治疗癌症的纳米材料（图 2 - 63）。

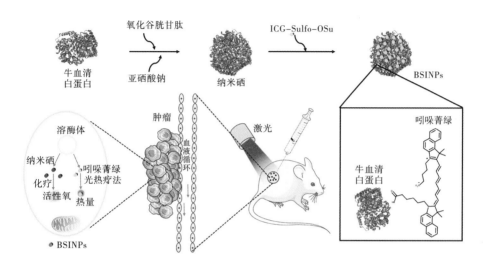

图 2 - 63　BSINPs 的制备及化疗 - 光热联合治疗示意图

（四）硒对放疗的帮助

1. 硒增敏放疗

放疗的原理主要是借助高能射线照射产生次级电子引起电离，生成活性氧来损伤 DNA，以此诱导癌细胞死亡。其临床应用已有悠久历史，自伦琴在 1895 年发现 X 射线，而天然放射性元素镭被居里夫妇发现之后，人类就开启了利用放射线治疗疾病的历程。历经一百多年的发展，形成了外照射技术和内照射技术两个分支，外照射是利用医用电子直线加速器产生的放射线进行远距离治疗，内照射则是以放射性粒子永久或暂时植入患者体内放出放射线进行近距离治疗。然而，放疗的效果往往受到多种因素的左右，比如肿瘤细胞的类型、放疗剂量、放疗时间等。而硒的加入能够通过多种机制来强化放疗的效果。

自 20 世纪 70 年代起，科学家便着手探究硒对肿瘤放射治疗所产生的影响。硒作为一种人体必需的微量元素，对人体健康发挥着关键作用。然而，关于硒能否强化肿瘤的放射治疗成效，始终存在争议，观点也不尽相同。

早期的研究中，科学家们察觉到硒能够在一定程度上提升肿瘤细胞对于放射线的敏感性。这表明在放射治疗期间，硒能够加大肿瘤细胞受放射线损伤的程度，进而增强治疗效果。此发现引发了广泛关注，众多研究团队开始深入探究硒与肿瘤放射治疗的关联。

为了更全面深入地明晰硒与肿瘤放射治疗的关系，科学家们开展了一系列的临床试验。这些试验旨在评估硒对肿瘤患者放射治疗效果的影响。然而，由于患者个体存在差异、肿瘤类型各不相同以及治疗方案有所区别，这些试验的结果并非一致。部分试验显示硒能够提升肿瘤患者的放射治疗效果，而有些试验则未观察到显著成效。即便如此，科学家们仍在持续探索硒在肿瘤放射治疗中的应用。他们期望通过更深入的研究，寻找到硒与肿瘤放射治疗之间的最优平衡点，从而为肿瘤患者提供更优质的治疗效果。

2. 硒改善放疗副作用

硒已被证明能够减少放射疗法的副作用。众多研究表明，硒蛋白对由辐射诱导产生的活性氧具有抗氧化功能，能够有效清除因放射治疗产生的过量活性氧，从而减轻其对细胞的损害。例如，本书主编陈填烽课题组研究发现，与放射防护剂氨磷汀相比，富硒蛹虫草通过调控细胞内硒蛋白的表达维持细胞的氧化还原水平，从而抑制 ROS 的产生，抵抗 X 线引起的 DNA 损伤和氧化应激，以达到更好的保护效果。同时富硒蛹虫草通过恢复氧化还原平衡，减少心脏功能障碍和心肌纤维化，在体内也表现出非常出色的心脏保护作用。

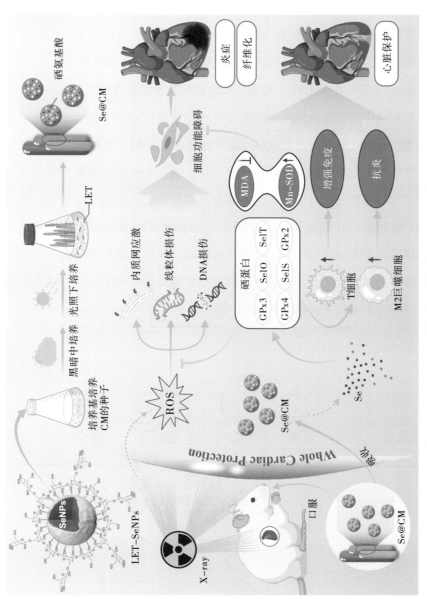

图2-64　Se@CM在高剂量的X线照射情况下的保护作用

在人体中，存在 25 种硒蛋白，其活性位点包含硒代半胱氨酸。谷胱甘肽过氧化物酶属于硒蛋白，于大多数组织中在还原活性氧物质方面展现出强大的活性。此外，硒还在 DNA 修复以及细胞因子控制方面发挥着作用。GPx 活性与血清硒水平（高达 70 ~ 100μg/L）之间存在良好的关联，这种关联和硒的摄入量有关，同时也反映了硒状态的短期变化情况。所以，在放射治疗进程中，通过补充硒来优化硒蛋白活性被视作有益之举。

Muecke 等人在根治性手术治疗和硒缺乏患者中进行补硒实验，结果没有观察到副作用，甚至发现硒还可以发挥预防放射性腹泻的功能，该临床研究为放射治疗癌症的患者减轻毒副作用提供了依据。此外，Muecke 继续研究发现放射治疗期间补充硒酸钠（500μg/d）可有效提高缺乏硒的宫颈癌和子宫癌患者的血清硒水平，并减少和减轻放射治疗引起的腹泻发作次数和严重程度。长期随访分析表明，硒的补充可以维持放射治疗的有效性，同时对患者的长期生存不产生负面影响，此外补硒能明显改善放射治疗所导致的腹泻。因此，硒作为一种有益的辅助治疗剂有助于接受盆腔放疗的低硒宫颈癌和子宫癌治疗。

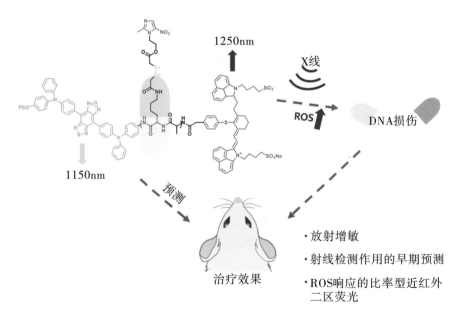

图 2 - 65　ROS 响应比率 NIR-Ⅱ荧光分子（BBT-IRSe-MN）示意图

综上所述，硒补充剂在癌症放射治疗中具有显著的益处。然而，其使用剂量和时机仍需进一步精确研究。但不可否认的是，补硒作为一种潜在的辅助治疗手段，为癌症患者在接受放射治疗时减轻痛苦、提高治疗效果带来了新的希望。未来，随着对硒作用机制的更深入研究，我们有望进一步优化癌症放疗方案，为患者带来更多福音。

3. 硒增敏放疗机制

在放疗过程中，硒如何做到增敏的同时又实现保护呢？硒增强放疗的机制是一个繁杂且精细的过程，牵涉多个生物学环节和细胞信号通路的相互作用。硒作为一种重要的微量元素，硒增强放疗的机制涉及物理增敏与生化增敏。

例如，本书主编陈填烽课题组构建了一种硒复合纳米体系 Se@PB，基于硒原子半径大、外层电子松散等特点，在高能放射线辐照下，产生光电效应、康普顿散射的同时，生成电子空穴对和二次电子，增强放疗对细胞内生物大分子的电离辐射，实现物理增敏。此外，该纳米体系能够通过类芬顿反应诱导谷胱甘肽消耗和活性氧自由基的积累，从而扰乱肿瘤细胞的氧化还原平衡，有效增强了 X 线引起的线粒体功能障碍和 DNA 损伤，增强放疗对肿瘤细胞的杀伤性，实现生化增敏。这一研究不仅为增强放疗物理生化敏感性的材料设计提供了新的思路和方法，同时也为深入探索含硒纳米体系放疗增敏剂的增敏机制提供了重要的科学参考，并且为放射增敏治疗提供了一种高效、低毒的新策略。

其次，硒能够通过调节细胞信号通路来增强放疗的效果。放疗会引发多种细胞信号通路的激活和调控，包括凋亡、自噬、DNA 损伤修复等。而硒能够影响这些信号通路的表达和调控，促进肿瘤细胞的凋亡和自噬，抑制 DNA 损伤修复，从而增强放疗的效果。

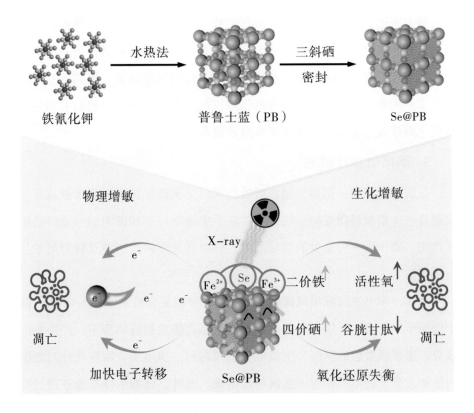

图 2 - 66　硒纳米复合体系实现放疗物理增敏与生化增敏的协同治疗

最后，硒还能够通过调节免疫系统来增强放疗的效果。放疗会引起免疫系统的紊乱，抑制或促进免疫细胞的活力，改变免疫细胞的杀伤能力。而硒能够影响免疫细胞的功能和活性，促进免疫细胞对肿瘤细胞的识别和杀伤，从而增强放疗的效果。

硒化合物在放疗上还具有一定的增效减毒作用。放疗能够抑制肿瘤细胞的增殖和迁移。硒化合物能增强放疗抑制肿瘤细胞增殖和迁移的能力，其机制或许与阻断 G2/M 期细胞周期、激活半胱天冬酶级联反应和降低细胞内 ROS 水平诱导肿瘤细胞凋亡有关。其中， -2 价有机硒的作用最为显著，主要抑制细胞迁移，通过激活大量 caspase-3 诱导早期细胞凋亡，使细胞周期停滞在 S 期和 G2/M 期。放疗药物引发的骨髓毒副反应，原因在于促使细胞脂质氧化，过氧化物过度累积，进而损害基质细胞，影响骨髓的贮血与造血机能。硒作为高效的抗氧化物，服用后可强化人体的抗氧化，分解累积的过氧化物，清除自由基，促进受损细胞修复，同时调节机体代谢及免疫功能提升。临床研究证实，相较于未使用硒制剂的情况，于化疗前后给予大剂量硒制剂，能显著增加白细胞总数及中性粒细胞数目。此外，硒元素还能通过提高 DNA 修复酶的活性，进一步提升肿瘤放疗的疗效。放疗会引起 DNA 双链损伤，导致细胞死亡，影响治疗效果。硒元素能够提高 DNA 修复酶的活性，增强细胞对 DNA 损伤的修复能力，减少细胞死亡，提高细胞对放疗的耐受性。

综合来看，硒在放疗领域展现出诸多显著优势。例如，在运用立体定向放射治疗（SBRT）时，硒能够更精确地定位肿瘤，显著减少对周边正常组织的损伤。此外，在手术前后，硒结合三维适形放疗（3D-CRT）作为辅助治疗手段，能有效提升疗效；甚至在某些情况下，硒联合伽玛刀治疗可作为主要治疗方式。同时，技术的不断进步，如强度调制放疗（IM-RT）和质子治疗的应用，进一步提高了放疗的精确度和效果。然而，硒在放疗中的应用依然存在一定局限性，如在同步放化疗中，硒可能对快速分裂的正常细胞产生影响，从而导致短期和长期的副作用，如放射性皮炎、放射性肺炎等。并且，对于某些肿瘤类型，比如脑肿瘤，硒结合常规放疗的效果往往较为有限。

总之，随着研究的不断推进，科学家们发现硒对肿瘤放射治疗的影响并非单纯的增强或削弱。在某些情形下，硒能够提高肿瘤细胞的放射敏感性，而在其他情况下，硒可能发挥保护作用，降低肿瘤细胞所受的放射损伤。这种复杂的关系致使硒在肿瘤放射治疗中的应用变得繁杂且充满挑战。硒能够增强放疗的效果，提高肿瘤细胞的死亡率和癌症治愈率，为肿瘤治疗提供崭新的思路和方法。未来，随着对硒增强放疗机制的深入探究，相信会有更多的临床应用和研究成果出现，为肿瘤患者带来更优良的治疗效果和生活质量。

4. 硒增敏放疗的前沿研究

近些年来，越来越多的研究表明，硒能够增强放疗的效果。为了进一步提高放疗的治疗效果，研究人员已经提出了许多策略，通过放疗增敏来增强放疗的效果。

例如，陈填烽课题组设计并合成 FA@SeNPs 作为肿瘤靶向剂（图 2 - 67）。与 X 线照射相比，^{125}I 粒子与 FA@SeNPs 表现出显著的协同效应，大大增加了 ROS 的产生，从而触发了细胞凋亡，影响人乳腺癌细胞的细胞周期分布，诱导 DNA 损伤，激活有丝分裂原激活的蛋白激酶和 p53 信号通路，这种联合治疗显示出更好的体内抗肿瘤活性和较低的全身毒性。

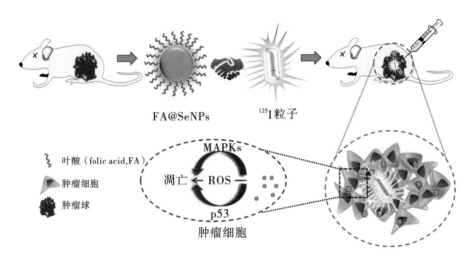

图 2 - 67　功能化纳米硒作为 ^{125}I 粒子放射治疗增敏剂的模型

此外，陈填烽课题组设计和制备了 Au@Se-R/A NCs 作为一种纳米增敏剂来实现高效的协同癌症放化疗，复合纳米体系具有肿瘤靶向性、细胞摄取能力、放射增敏能力和增强的放射治疗所致肿瘤破坏能力。联合应用 Au@Se-R/A NCs 和 X 线可通过改变 p53 的表达和其他凋亡相关蛋白的表达而诱导肿瘤细胞凋亡，并引起细胞内 ROS 的过量产生。

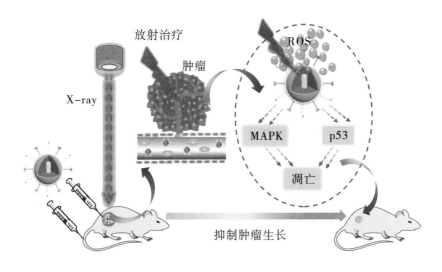

图 2 – 68　Au@Se-R/A NCs 可协同增强放化疗效果

　　Zhang 等成功制备了聚乙二醇化硒纳米颗粒（PSNP），并与 X 线联合应用，对肺癌细胞具有有效的抗癌作用。PSNP 联合 X 线照射能有效杀伤肿瘤细胞，降低细胞活力，且呈浓度依赖性。PSNP 联合 X 线照射后，肿瘤细胞凋亡率明显升高。因此，PSNP 与 X 线联合治疗是一种新的有效的放化疗方法。

　　Du 等人研发了一种新型多功能热敏剂，该热敏剂由 Bi_2Se_3 纳米粒子经聚乙烯基裂解烯醚酮与硒代半胱氨酸修饰而成，旨在同步提升放疗效果并减轻其毒性影响。一方面，纳米粒子具有较高的近红外吸收和较强的 X 线衰减能力，具有明显的光热治疗/放射治疗协同效应。另一方面，纳米粒子释放出的微量硒可增强机体的免疫功能，降低放疗的毒副作用。

　　Song 开发了一种 X 线响应的放射性药物分子，该分子融合了二硒化物与硝基咪唑化学放射增敏剂（BBT-IR/Se-MN）。它通过多种机制并在放疗期间提升肿瘤内 ROS 水平，展现出增强的放疗效果。在 X 线作用后，二硒化物会产生高水平的 ROS，导致癌细胞的 DNA 损伤增强。

　　另外，免疫治疗与放疗联合并结合硒的应用也是一个研究热点。免疫治疗能激活患者自体免疫系统，以识别和消灭肿瘤细胞。研究表明，放疗期间补充硒元素，能够调整肿瘤微环境里的免疫细胞活性，提升免疫细胞对肿瘤细胞的攻击能力。例如，在一项针对肺癌的临床前研究中，使用放疗联合免疫检查点抑制剂治疗，并给予患者适量的硒补充剂，结果显示肿瘤的生长得到了显著抑制，小鼠的生存率明显提高。

还有研究人员尝试通过基因编辑技术来增强肿瘤细胞对放疗的敏感性。他们发现，通过敲除某些与肿瘤细胞放疗抵抗相关的基因，并同时给予硒干预，能够显著提高放疗的效果。比如，在一项针对乳腺癌细胞的研究中，敲除了特定的抗凋亡基因，再结合硒的作用，放疗后肿瘤细胞的凋亡率大幅增加。

此外，一些新型的放疗技术如质子治疗，也在与硒的协同应用方面展现出了潜力。质子治疗能够更精准地将射线能量集中在肿瘤部位，减少对周围正常组织的损伤。同时，配合硒的使用，能够进一步提高肿瘤细胞对质子射线的敏感性，增强治疗效果。

（五）硒对免疫治疗的帮助

硒的免疫调节作用主要归因于硒蛋白的多样化活性，特别是它们在维持氧化还原稳态中的作用。硒的抗氧化作用主要是通过硒蛋白利用其硒代半胱氨酸（U）残基来催化细胞、血液和肠道中的氧化还原反应来实现的。例如，研究表明嗜硒癌细胞（如乳腺癌细胞）具有较高水平的硒蛋白，可保护它们免于铁死亡。

迄今为止，人类中已鉴定出 25 种编码硒蛋白的基因，包括谷胱甘肽过氧化物酶 1、2、3、4 和 6，硫氧还蛋白还原酶（TXNRD）1、2、3，蛋氨酸-R-亚砜还原酶 B1（MSRB1），碘甲状腺原氨酸脱碘酶（DIO）1、2、3 和硒磷酸合成酶 2（SEPHS2）等硒蛋白质酶（syn. selenoenzymes）。它们在免疫调节过程中发挥了重要作用。此外，非酶硒蛋白 K（SELENOK）是内质网（ER）跨膜蛋白，在内质网应激、钙离子的转运、免疫细胞的激活和增殖中发挥重要作用。例如，在 SELENOK 基因敲除小鼠中，免疫系统发育不受影响；然而，T 淋巴细胞增殖/迁移、中性粒细胞迁移和巨噬细胞中 Fcγ 受体介导的 ROS 等 Ca^{2+} 依赖性功能降低。

硒补充剂有激活免疫系统的效果，这种效果主要依赖于初始的硒水平，即在硒水平从缺乏状态补充至适宜状态时，硒的免疫激活作用较为明显；但是，将硒摄入量提升至超出正常需求水平并没有观察到足够益处。适量或过量补充硒对适当调节免疫反应非常重要。例如，硒被整合到具有抗氧化功能的硒酶（例如 GPx）中，通过降低免疫细胞的 ROS 水平，从而起到保护细胞的作用。除此之外，还有 TXNRD 和 MSRBI 等含硒蛋白，在免疫细胞的氧化还原活性的调节和修复氧化应激损伤等方面作出了巨大贡献。健康小鼠体内充足的硒水平对于促进硒蛋白、干扰素（IFN）γ 和白细胞介素（IL）-6 的表达至关重要。另外，一项人体干预实验发现，摄入富含硒的食物（每份 200μg，连续 3 天）可以提高 IL-2、IL-4、IL-5、IL-13 和 IL-22 等白细胞介素的水平，说明被激活的反应类型是 Th2。

1. 硒对先天免疫和适应性免疫系统的影响

硒可以影响先天免疫系统（巨噬细胞和中性粒细胞等）和适应性免疫系统（T 淋巴细胞和 B 淋巴细胞等）。

在非恶性情形中，给处于缺硒状态的巨噬细胞补充硒能够将其激活，促使巨噬细胞从促炎特性的 M1 型转变为具有抗炎能力的 M2 型，进而降低巨噬细胞的促炎效应。巨噬细胞的 M2 型预计会分泌抗炎细胞因子（如 IL-10）来抑制肿瘤生长。补充硒还能使中性粒细胞避免受到内源性氧化应激的损害。此外，巨噬细胞中硒的摄入会损害白三烯 B4 的合成，而白三烯 B4 对于中性粒细胞趋化性至关重要。血清硒水平与老年人自然杀伤细胞（NK 细胞）的数量和活性增加呈正相关关系。另外，饮食中硒的补充能够提升小鼠 NK 细胞的杀伤功能，这一作用通过提高 NK 细胞表面 IL-2 受体（IL-2R）的表达实现，进而激活 NK 细胞的溶解能力，以及增强毒性前体细胞的增殖和克隆性。因此，活化的 NK 细胞预计会对各种肿瘤细胞表现出细胞毒性，并分泌免疫调节细胞因子，例如 IFN-γ 和 TNF-α。

体外研究显示，硒能调整免疫功能，通过提升活性氧（ROS）或谷胱甘肽的水平来激活细胞外信号调节激酶（ERK），并增强未成熟树突状细胞（DC）对抗原的吞噬能力。同时，硒会减少基质金属蛋白酶的表达，从而抑制细胞的趋化性迁移。但是，硒对 ROS 清除剂的作用会因硒的暴露量不同而有所差异。具体来说，硒过多会降低多种参与氧化还原控制的酶的抗氧化活性，这些酶包括谷胱甘肽过氧化物酶（GPx）、过氧化氢酶、超氧化物歧化酶和谷胱甘肽还原酶。值得注意的是，硒调节 ROS 通路对免疫的影响是一把双刃剑，即长时间硒介导的 ROS 要么有助于刺激免疫反应（主要通过 DC），要么削弱抗肿瘤免疫中主要成分（如细胞毒性 T 淋巴细胞）的效应功能和完整性。

硒摄入量影响 T 和 B 淋巴细胞的活化和功能。例如，硒缺乏导致淋巴细胞受到有丝分裂原刺激后，其增殖的能力会下降。在小鼠实验中，富硒的膳食促使辅助性 T 细胞（Th）的 Th1/Th2 平衡转向 Th1 表型，进而增加了 IFN-γ 水平。硒的摄入也会影响体液免疫，例如，由于人体缺乏硒，B 淋巴细胞分泌的免疫球蛋白（IgG）和 IgM 滴度会降低。

总体而言，硒对免疫系统的影响，如调节细胞因子、巨噬细胞、中性粒细胞、T 和 B 淋巴细胞等是多因素的。硒是维持最佳免疫功能所必需的元素，许多研究已经揭示了硒在营养水平上对免疫反应的重要性，特别是在病毒感染中。硒补充的免疫增强作用也可能是硒降低癌症发病率和死亡率的一种机制。然而，关于硒与抗癌免疫关系的研究有限，特别是人们对硒如何影响免疫系统和癌症免疫的机制尚未完全了解。

2. 硒影响癌症中的免疫细胞

在肿瘤微环境（TME）中，免疫抑制细胞和肿瘤细胞释放肿瘤促进因子，如 IL-1、IL-8、TNF-α、TNF-β、TGF-β 和血管内皮生长因子（VEGF），重新编程巨噬细胞并极化为抗炎和促肿瘤身份，即 TME 通过将巨噬细胞的平衡从促炎 M1 表型转变为抗炎肿瘤相关巨噬细胞（TAM）M2 表型，以免疫抑制的方式起作用。在许多肿瘤中，总肿瘤块由 10%～50% 的 TAM 组成，有利于肿瘤生长和血管生成。值得注意的是，硒补充剂既影响先天免疫细胞（包括中性粒细胞、巨噬细胞和 NK 细胞），也影响适应性免疫细胞，尤其是肿瘤微环境中的 T 淋巴细胞。

（1）巨噬细胞。

硒摄入使得肿瘤微环境中具有抗肿瘤活性的 M1 型巨噬细胞的数量增多。研究表明，药理剂量的硒纳米粒子（SeNP）能够诱导 TAM 产生 ROS，诱导融合受体（CD47 和 CD172a）、黏附分子（CD54 和 ICAM-1）的表达以及巨噬细胞多核体的形成，从而激活 TAM 的抗肿瘤功能并抑制肿瘤细胞增殖。

（2）中性粒细胞。

较高硒水平能够提升白血病、淋巴瘤、实体瘤和中性粒细胞减少症患者的中性粒细胞计数。

（3）NK 细胞。

硒可增强 NK 细胞的溶解活性和细胞毒性。研究发现，含硒钌化合物的敏化作用依赖 TRAIL/TRAIL-R 与 Fas/FasL 信号传导途径，而此途径又取决于由 ROS 造成的 DNA 损伤以及下游 ATM 和 ATR 信号通路。与此同时，硒能够降低肿瘤细胞中 HLA-E 的表达水平，并且提升 NK 细胞表面 NKG2D 配体的表达，使得肿瘤细胞对 CD94/NKG2A 阳性 NK 细胞更为敏感。

（4）淋巴细胞。

在临床前和临床研究中发现，硒能够促进 $CD8^+T$ 淋巴细胞对肿瘤细胞的增殖和溶解活性。硒还能提高体外癌细胞中 MHC-I 抗原的表达水平，从而提高 $CD8^+T$ 淋巴细胞对癌细胞的检测和破坏能力。体外实验证实，甲基硒酸能够抑制 PD-L1 和 VEGF，增强 T 细胞对卵巢癌细胞的杀伤作用。

3. 硒影响癌症中的细胞因子

硒水平与癌症中的促炎细胞因子水平密切相关。例如，补充硒后，IFN-γ 水平升高。小鼠口服硒后，血清中 IFN-γ/IL-4 的比率也增加，表明平衡转向促炎细胞因子。在一项体外研究中，甲基硒酸通过改变氧化还原状态上调 MHC I 类抗原，并模仿 IFN-γ 信号通路，抑制黑色素瘤细胞的生长，从而逆转免疫逃逸。

此外，补充亚硒酸盐后，IL-2 的分泌水平升高，且癌细胞表面 IL-2R

表达增多。相反，一项随机化学预防试验表明，补充硒蛋氨酸可降低血清 IL-2 水平。有人提出，硒蛋氨酸对食管发育不良的有利作用是通过降低 IL-2 水平介导的。

补充硒后，其他关键促炎信号也上调，如 TNF-α，IL-12、IL-1β、IL-8、NF-κB、硒蛋白 K 和 W1；而 IL-10 和 TGF-β 的表达被下调。随着 IL-12 上调和 IL-10 下调，可以推测硒对树突状细胞的成熟及 Th1 免疫反应 刺激的能力产生作用，因为成熟的树突状细胞会大量释放 IL-12，而 IL-12 可以刺激 Th1 免疫反应。相反，IL-10 的释放会阻断树突状细胞成熟过程，从而限制树突状细胞启动 Th1 反应的能力。最近，几项使用 SeNPs 的研究 证明了其良好的生物相容性和作为下一代癌症治疗的潜力。与传统亚硒酸 盐相比，其毒性副作用较小。

综合来看，因为癌症患者免疫力被抑制，所以硒对免疫系统的刺激效 果可潜在降低患癌的风险。

4. 肿瘤微环境中的硒

从机制上看，TME 通过切换到 M2TAM，产生并释放具有免疫抑制或 抗炎作用的因子，如 IL-4 和 IL-10，促进肿瘤进展和血管生成。然而，部 分研究显示，补充硒能促使 TAM 偏向具有抗肿瘤作用的促炎性 M1 型巨噬 细胞。因此，硒似乎对 TME 中巨噬细胞的极化有影响，与细菌和病毒感染 的进程相反。硒对肿瘤微环境中巨噬细胞极化的影响需要进一步研究。此 外，TME 含有大量 CD4$^+$T 淋巴细胞，也称为 T 调节性细胞（Treg），其可 以降低抗肿瘤活性。CD4$^+$T 淋巴细胞的两个亚群，包括释放 IL-4、IL-5、 IL-13 的 Th2 细胞和释放 IL-17A、IL-17F、IL-21 和 IL-22 的 Th17 细胞，这 些细胞参与了肿瘤的发展和炎症。然而，硒会将肿瘤微环境中的免疫抑制 逆转为促炎性抗肿瘤免疫。例如，一项针对黑色素瘤和乳腺癌的体内研究 表明，硒摄入量越高，肿瘤生长越少，这是因为抗肿瘤免疫受到抑制，通 过诱导 Th1 免疫反应和减少髓系抑制细胞和 CD4$^+$T 淋巴细胞来触发，即硒 补充剂可将 CD4$^+$Th2 免疫（过敏反应）转向刺激可预防癌症的 Th1 免疫。 因此，Th1 型在 TME 中的增加为使用硒基化合物治疗癌症的临床应用提供了框架。硒与其他治疗方式的联合疗法可能是有潜力的，例如，在未来的临床试验中结合硒和 IL-2。此外，较高浓度的硒还能刺激 NK 细胞的细胞毒活性和淋巴因子的激活杀伤细胞（IL-2 刺激细胞毒性淋巴细胞杀死肿瘤细胞）。

总而言之，研究在有关硒对免疫细胞和炎症网络影响的机制方面都提供了见解。理论上，修改这些途径可能成为治疗的门户。硒可通过硒蛋白调节细胞中的氧化还原稳态和炎症途径，因此，硒可以影响 TME 中肿瘤和免疫细胞之间的相互作用，这些信息可能阐明硒在临床阶段治疗癌症的适当用途。例如，研究表明，CD8$^+$T 细胞中硫醇的过度表达与 ROS 的产生呈负相关，促进了还原性细胞环境的生成，从而延长了抗肿瘤 CD8$^+$T 细胞功能的持久性，这对 CAR-T 细胞疗法等过继免疫疗法具有重要意义。硒作为氧化剂，能保护 CAR-T 细胞免受氧化损害，进而提升 CAR-T 细胞联合治疗的成效。

5. 硒的双重作用

硒到底是抗氧化剂还是有毒的促氧化物一直受到广泛争论。硒在细胞中既可以作为促氧化剂，也可以作为抗氧化剂。例如，硒缺乏可能导致氧化应激，因为硒蛋白（如 GPx 和 TXNRD）水平降低。相反，硒过量可能会通过氧化、交联蛋白质硫醇基团和增加 ROS 生成来诱导氧化还原转变，导致细胞死亡。总体而言，硒的化学预防作用主要通过 GPx 和 TXNRD 等硒酶的抗氧化功能介导，因为补充硒可以提高人体内 GPx1 和 GPx4 的活性。此外，膳食硒含量提高可增加某些硒蛋白的表达。例如，小鼠的 T 淋巴细胞在硒水平较高时表现出更高的 GPx1 和 TXNRD1 活性。此外，炎症调节剂/介质的基因表达，包括 Akt、IL-1、NF-κB 和 TNF-α 与硒状态相关。由于 TXNRD1 能促进 NF-κB 的最大 DNA 结合活性，我们可以假设硒可能通过增强抗氧化硒蛋白的活性来激活 NF-κB 和下游炎症通路。

此外，ROS 激活在癌症中可以起到双刃剑的作用。适度生成的 ROS 通过信号通路（例如 PI3/Akt/mTOR、PTEN、MAPK 和 VEGF/VEGFR）导致癌症进展。相反，过量 ROS 生成可激活 NF-κB 通路，通过靶向上游激酶

（例如 IKK、NIK 和 Akt）启动细胞凋亡，从而减缓癌症进展，进而引发促炎细胞因子的分泌。到目前为止，已有多种癌症化疗药物，如阿霉素（Adriamycin），通常借助 ROS 的产生来引发细胞凋亡过程。相比之下，在用药理/超营养水平的硒治疗后，癌症中的细胞毒性机制和细胞因子表达可能遵循类似的模式。因此，即使推测硒在癌细胞中起着有毒的促氧化作用，硒依旧能够激活 NF-κB 通路，从而刺激机体产生促炎反应，据此我们推论，硒无论是作为抗氧化剂还是促氧化剂，理论上都可以通过NF-κB 激活在细胞中诱导促炎反应。然而，需要进行机制研究来发现硒激活 NF-κB 所涉及的途径。

第三编

科学补硒

本部分内容对如何科学补硒、哪些人群需要补硒、补多大剂量、补哪种形式的硒等相关问题进行讨论。我国是一个严重缺硒的大国，有 2/3 的人口因膳食结构中硒含量不足而造成长期处于低硒状态而致病。硒元素在我国分布不均导致人们对硒的摄入量存在较大差异，从而与我国居民健康息息相关。合理、科学、健康的硒营养干预是预防疾病的必由之路。因此，科学补硒，势在必行。

扫码观看本编导读

科学补硒

哪些人群需要补硒

儿童需要额外补硒吗

孕妇补硒有哪些好处

孕妇补硒能增强机体免疫功能

孕妇补硒能预防胎儿致畸

孕妇补硒能保证婴儿正常的生长发育

孕妇补硒能预防妊娠高血压症

孕妇补硒能预防电离辐射

孕妇补硒能促进钙的吸收

谁需要补硒

老年人补硒要注意什么

硒可以诱导免疫细胞活化

硒可以增强抗氧化的水平

硒可以调节细胞信号传导

运动员为什么需要特别关注硒的补充

硒能够增强运动能力

硒可以缓解身体疲劳

硒可以调节运动后的免疫抑制

搬进新家后为什么要补硒

如何科学补硒

硒的来源有哪些

首先要了解自己需要多少硒

补硒时应遵循四大原则

哪些食物富含硒

适合人体吸收的硒有哪些

如何科学选择补硒产品

市场上有哪些硒补充剂

如何选购硒产品

持续补硒是否会像吃其他保健品一样加重肝肾负担

一、谁需要补硒

（一）哪些人群需要补硒

随着对硒元素与人类健康和疾病关系的深入研究，硒对人体健康的有益作用已得到广泛认可。硒元素的缺乏可能引起克山病，而过量摄入会导致硒中毒，也被称为"碱毒病"。因此，硒的补充应遵循科学的标准化指导原则：适量补充有益健康，但过量则会产生负面效果。《中国居民膳食营养素摄入量（2023 版）》数据显示，成人每日硒的推荐摄入量为 $60\mu g$。由于我国大部分地区土壤硒含量较低，通过饮食或食盐中额外补硒可以预防缺硒引发的疾病。

那么，哪些特定人群更需要补硒呢？硒在肝脏、脾脏、淋巴结等免疫器官中大量存在，能够促进免疫细胞增殖活化，增强先天免疫细胞功能，还能提高疫苗接种效果和对病原体的免疫力。较高水平的硒还能促进伤口愈合和降低肺、肠等组织的严重炎症反应。同时在不缺硒的个体中，补充硒也具有显著的免疫刺激作用，包括增强活化 T 细胞的增殖。相反，缺硒会导致免疫力下降，促进病毒感染的发生，增强病毒毒力和疾病进展，如流感病毒、人类免疫缺陷病毒和乙型肝炎病毒。随机对照试验表明，补硒可以最大限度减少 HIV 感染者住院和腹泻发生率，延缓疾病进展。陈君石院士在讨论硒与免疫力的文章中提到，硒是唯一与病毒感染有直接关联的必需元素。硒的抗氧化作用可能有助于预防或减轻病毒引起的肺部损伤。此外，硒还能调节免疫系统功能，从而增强机体的抗病能力。因此，免疫功能较弱的人群，尤其是老年人、儿童以及正在成长发育的青少年等，适当补硒可以提高机体免疫力，增强抵抗病原体的能力。

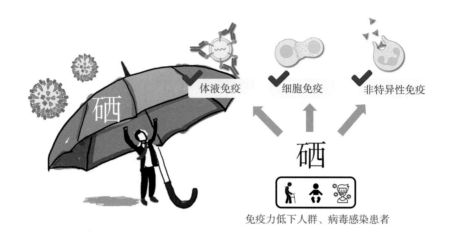

图 3-1　硒与免疫力低下人群及病毒感染患者

　　心血管患者需要补硒。硒蛋白可防止脂质的氧化修饰、抑制血小板聚集和减少炎症，此外还有许多硒蛋白如 GPx1、GPx3、DIO2 和 SEPS1 等与心脏代谢健康相关。适量补充硒对心脏具有保护作用，可保护心脏免受缺血缺氧性损伤，提高心脏收缩、舒张性能，同时对心律不齐、心脏缺血缺氧所造成的损伤也有有效的调节作用。硒还能减少血液中胆固醇及甘油三酯含量，从而降低血液黏稠度，减少血栓形成，进一步预防动脉粥样硬化，缓解栓塞后损伤程度。英国的一项试验对 501 名低硒老人每天以高硒酵母形式补充 $100\mu g$ 或 $200\mu g$ 硒，6 个月后受试者血清总胆固醇和非高密度脂蛋白胆固醇明显降低。因此合理补硒能够减少多种心脑血管疾病的发生，降低心脑血管疾病或与心脑血管疾病相关的死亡风险。

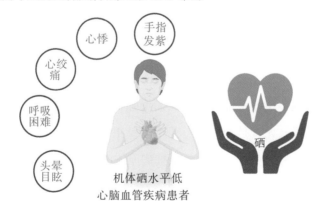

图 3-2　硒与心脑血管疾病患者

癌症患者也可以补硒。硒在肿瘤防治中所起的重要作用已被大量的流行病学、临床前和临床干预研究的结果所验证。其一，硒在 DNA 修复、细胞凋亡、内分泌和免疫系统运作以及其他机制中发挥着重要作用，可以从多方面抑制肿瘤的生长、转移及复发，有助预防癌症。其二，在众多癌症患者中，普遍存在抗氧化防御机制的失调现象。补充硒元素作为一种有效的策略，能够有效中和有害的自由基，从而保护细胞免受损伤。对于正处于放疗和化疗阶段的癌症患者而言，硒的补充不仅有助于减轻恶心、食欲下降以及严重脱发等药物的副作用，而且可以显著削弱肿瘤细胞对化疗药物的抵抗能力，进而促进治疗效果的提升。近年来，科学研究不断揭示，硒的补充可有效地逆转放射线引起的心肌炎和肠炎的发生，并调节心肌免疫微环境和肠道菌群。

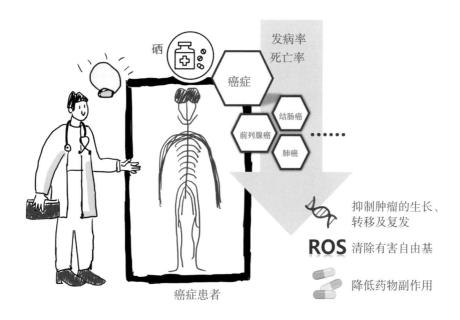

图 3-3 硒与癌症患者

因此，在传染病高发季，人体适当补充硒可以增强免疫系统的功能，提高身体的抵抗力，减轻病毒毒力。尤其对于一些特殊人群，如老年人、孕妇、亚健康人群、久病不愈的患者、心血管病与糖尿病等慢性病患者、各种癌症高发区群体等来说，由于身体的代谢能力下降或疾病状态的影响，可能会导致身体对硒的需求增加。此时，适当地补充硒可以帮助身体维持正常的生理功能。值得注意的是，在补充硒时，一定要按照医生或营养师的建议进行，不要自行增加剂量。

（二）儿童需要额外补硒吗

家长们总是格外关注孩子的身体健康，为了确保孩子拥有强健的体魄，在日常饮食中，除了提供必要的营养元素外，还会额外补充钙、铁、锌等。然而，在众多营养素中，硒这一重要元素却往往被忽视。尽管硒在人体内只是微量元素，但其功能却极为强大，且无法被其他营养素替代。实际上，补充硒元素对各个年龄段的人来说都是至关重要的。

硒在人类的胚胎发育和儿童的成长过程中扮演着不可或缺的角色，对婴幼儿的健康发育具有至关重要的作用。早在1989年，美国医学研究所的研究就揭示，早产儿的血硒水平普遍偏低，并可能伴随一系列临床症状。此外，婴儿在出生后至6个月期间，体内的血硒含量还会逐渐下降，直到接近1岁时才开始有所回升。

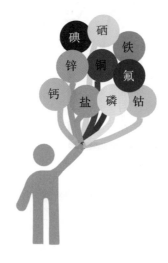

图3-4 儿童所必需的微量元素

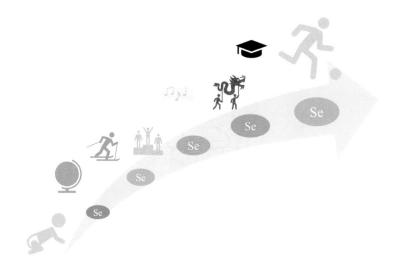

图 3 - 5 硒促进婴儿生长发育

婴儿严重缺硒可能会引起机体免疫功能下降，易患多种感染性疾病，从而导致儿童营养摄取障碍，甚至造成恶性的营养不良，还会引起大骨节病及克山病等严重疾病。2015 年 6 月 22 日美国食品药品监督管理局（FDA）发布终期条例，将硒列为婴儿配方奶粉的必需营养素，从此美国各大奶粉生产商开始往奶粉中添加硒，并且根据 FDA 规定，婴儿配方奶粉中须标明每 100kcal 中硒的含量，同时要求婴儿配方奶粉中最低及最高的硒含量分别为 2.0μg/100kcal、7.0μg/100kcal。我国《食品安全国家标准 婴儿配方食品》（GB 10765—2021）建议，年龄在 0～6 月的婴儿，每 100kcal 硒含量在 3.0～8.6μg；《食品安全国家标准 较大婴儿和幼儿配方食品》（GB 10766—2021）建议，较大年龄的婴儿（6～12 月龄），要求每 100kcal 硒含量在 2.0～8.6μg。

除此之外，硒对儿童的发育及成年时期均有重要作用。研究发现，唐氏综合征患儿血浆硒浓度较正常值偏低。婴幼儿补充硒的益处体现在以下几个方面：

婴幼儿缺硒会诱发多种疾病，适当补硒可以预防疾病的发生。病毒性心肌炎是小儿循环系常见的一种病，目前已有研究表明其主要发病机制

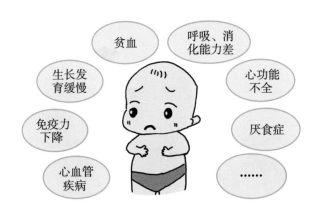

图 3-6 儿童缺硒的不良反应

是由于病毒感染及机体免疫系统受损，通过补硒可以提高人体内谷胱甘肽过氧化物酶的活性，从而降低有毒物质丙二醛含量，发挥出抗脂质过氧化损伤的作用，提高病毒性心肌炎的治愈率。厌食症也是儿童生长发育过程中的常见疾病。最近的研究发现，作为人体必需的微量营养素，硒含量水平与儿童的食欲有着密切的联系，在影响儿童的饮食健康上发挥着重要作用。另外，儿童缺乏硒元素会导致味觉异常，从而引起厌食症。通过补充硒元素能改善儿童厌食症症状。

儿童适当补硒，不仅能提高抗病毒能力，还能促进生长发育。临床数据显示，肾病综合征患儿的免疫反应和硒含量密切相关。当体内硒水平降低时，患儿的免疫反应会变得迟钝，病毒杀伤细胞的杀菌能力降低。因此硒缺乏的儿童免疫力低下，易感染和复发肾病综合征。硒能够通过刺激免疫球蛋白和抗体产生，增加身体对疾病的抵抗能力。

补硒能够通过稳定甲状腺激素来维持营养物质的合理吸收，保证儿童的正常能量供应。

补硒能保护儿童的视力健康。人眼中的硒含量很高，硒在视网膜中发挥特殊的生理作用，使眼睛的晶状体变圆，进而减少强光及辐射对眼睛造成的损伤，以达到保护眼睛的目的。

补硒能保证儿童机体的氧供给量。硒通过保护血液红细胞中的血红蛋白，把氧带给人体中的每个细胞，避免儿童因缺氧而导致的困乏和精力不足，保证血氧的充足供应。

补硒能够帮助儿童解毒，排铅、抗污染。铅中毒与儿童体内硒含量密切相关，适当补充硒元素，可以增加酶系统活性，加速铅从体内排出，从而降低重金属的积蓄和危害。

综上所述，硒在儿童生长发育阶段有着重要作用，儿童适量补充硒元素是大有益处的。

（三）孕妇补硒有哪些好处

孕妇的健康管理是世界各地医疗保健的一个重要问题。越来越多的证据表明，在怀孕期间，硒缺乏是影响孕妇及新生儿的危险因素。德意志联邦大学儿童医院的一项研究指出，刚出生的婴儿血液中的硒含量较低，需要及时喂养母乳以摄取充足的硒，从而保证婴儿的健康发育。因此，母乳中的硒含量也显得至关重要。

国内的另一项研究证实，与非孕妇相比，孕妇血液中的硒含量会显著降低。同时，与健康孕妇相比，大多数有妊娠病史包括流产、早产、死胎以及胎儿畸形等的孕妇的特征都是血液中的硒浓度较低。此外，孕妇缺硒不仅会影响胎儿的健康，还会进一步诱导母体产生多种疾病如甲状腺功能障碍、妊娠糖尿病等。

由此可见，怀孕期间适当补硒对于孕妇和胎儿的健康有着非常重要的作用。根据《中国居民膳食营养素参考摄入量（2023 版）》的建议，怀孕期间以及哺乳期的妇女对硒的摄入量需进一步增加，推荐摄入量分别为 $65\mu g/d$ 和 $78\mu g/d$。孕妇补充硒会带来以下几点益处：

1. 孕妇补硒能增强机体免疫功能

孕妇缺硒会导致机体免疫反应受损，从而对细菌或病毒有高度的易感性，造成身体不适。孕妇免疫功能下降也会使机体各个系统间的正常生命活动规律失调，引起强烈的疲惫感，提高免疫力、提高机体抗氧化能力是抗击疲劳的首选办法。

2. 孕妇补硒能预防胎儿致畸

硒是预防胎儿畸形的重要营养元素。孕妇缺硒会导致体内甲状腺激素的代谢异常，进而加剧染色体结构畸变，遗传基因的突变导致唐氏综合征即小儿先天愚型的发生。补硒可以显著降低小儿先天愚型的发病概率。孕妇在分娩后还很有可能出现甲状腺功能不全或甲状腺功能减退的不良症状。此外，硒具有解毒的功能，能有效络合重金属以降低重金属离子对体内蛋白质的结合作用，从而减小有毒元素如铅、汞及砷对母体胚胎的毒副作用，促进毒素从机体有效排除。

3. 孕妇补硒能保证婴儿正常的生长发育

胚胎及胎儿缺硒会导致谷胱甘肽过氧化物酶的活性降低，脂质代谢异常，进而使得机体抵抗自由基的能力下降，造成氧化损伤，导致胎儿宫内发育迟缓。妊娠早期在母体的饮食中添加硒，有利于改善胎儿的基质供应并帮助胎儿机体健康成长。在整个怀孕期间补充硒也会促进胎盘的生长，这可能也部分解释了硒对胎儿生长发育的影响。总之，孕妇补硒有望改善胎儿生长发育，这对胎儿以及孕妇自身的健康都是非常有好处的。

4. 孕妇补硒能预防妊娠高血压症

医学工作者研究发现，妊娠代表着氧化应激和抗氧化剂增加的状态，而当孕妇的抗氧化防御被耗尽时，母体的胎盘功能就会被破坏，从而易导致妊娠并发症，包括妊娠高血压综合征。其中，硒在母体起着关键作用，孕妇补硒有助于维持正常的氧化平衡，从而防止妊娠高血压综合征的发生。

5. 孕妇补硒能预防电离辐射

孕妇在日常生活中不可避免地会使用手机或电脑，也会接触到具有电磁辐射的大功率家用电器。补硒能够为孕妇所受的电离辐射提供防护作用，对抗电子辐射诱导的氧化损伤，保护造血系统，可防止辐射产生的后期效应，最大限度地减少辐射伤害。

6. 孕妇补硒能促进钙的吸收

若孕妇体内血铅含量超标，会与钙元素产生竞争性拮抗作用，即铅和钙在肠道吸收过程中具有明显的排斥性，从而大大增强机体对钙的吸收。人们常说"补钙不排铅，等于白花钱"，这就意味着须及时清除对细胞有害的物质，如铅等，才能更有利于机体对钙等营养物质的吸收及利用。因此，孕妇通过补硒促进排铅，有利于机体对钙的吸收。

总之，孕妇对硒的适当摄入与胎儿及母体的健康密切相关。硒通过转化为谷胱甘肽过氧化物酶来发挥强大的抗氧化作用，可保护细胞膜免受脂质过氧化物的不利影响，进而保证细胞膜的稳定性和通透性。通过补硒，可以高效保证生殖系统的正常运转，确保母体及胎儿的机体健康。因此，孕妇需要科学补硒以保证自身的生命活动需求和胎儿的正常生长发育。

（四）老年人补硒要注意什么

目前，人们的生活水平得到极大的改善和提高，人体的预期寿命也在持续增加，人口老龄化普遍成为一种全球现象。然而，《中国老年健康研究报告（2018）》指出，各种疾病如高血压、心脏病及脑卒中等的发病率在50岁后会明显提高。人在逐渐衰老后，机体的抗氧化防御能力受损，免疫功能也逐渐衰退。此外，年龄的增长与机体功能受损，会使各种老年病如阿尔茨海默病等的风险增加，对于疾病的敏感程度以及死亡风险也逐渐增加。硒普遍被认为是维持老年人身体健康的重要元素。

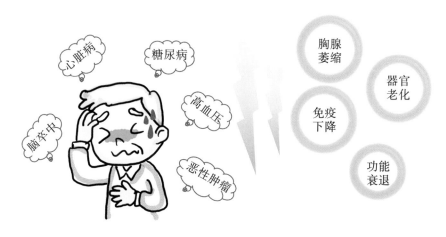

图 3-7　老年人缺硒群体，对疾病的易感性增加

那么硒是如何参与提高老年人的免疫机制呢？主要表现在以下三方面：

1. 硒可以诱导免疫细胞活化

免疫细胞是人体免疫系统的一类重要细胞，它们可以识别和攻击体内的病原体。补充硒可以提高免疫细胞的活性和数量，并刺激免疫细胞产生足够的抗体和细胞因子，增强免疫细胞的活性，提高机体的免疫功能。如研究表明，纳米硒可以有效延长自然杀伤细胞（CIK细胞）在外周血中的体内持久性，还可以通过上调活化受体NKG2D及其配体的表达，显著增强来自癌症患者的CIK细胞对肿瘤细胞的细胞毒性，有效地诱导CIK细胞浸润到肿瘤中，并使肿瘤相关巨噬细胞极化为M1表型，以触发强大的免疫反应。

2. 硒可以增强抗氧化的水平

硒不仅能清除体内代谢产生的自由基，还能防止过氧化脂质（LPO）和丙二醛（MDA）对DNA、RNA和生物膜的破坏。它通过还原脂质过氧化物LPO和MDA等来防止细胞组织功能退化，延缓人体衰老进程。而老年人的免疫系统相对较差，比较容易受到氧化损伤的影响，导致免疫细胞的功能下降。硒是一种重要的抗氧化剂，可以帮助减少氧化损伤，提高老年人的免疫力。

3. 硒可以调节细胞信号传导

细胞信号传导是人体免疫系统中的重要过程，它是细胞之间相互沟通的方式，可调节免疫系统的正常运作。例如，硒可以激活人体抑癌基因（p53基因），它被称为"基因组守护天使"。当DNA受损后，p53就会被编译成相应的蛋白质，促进修复DNA，并停止细胞周期；如果DNA受损严重，则启动细胞凋亡机制，即让细胞"自杀"，这样就能保证出错的DNA不会大肆复制下去，抑制细胞癌变。

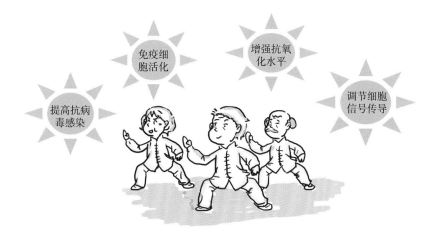

图 3 - 8　硒与提高老年人免疫力的机制

据《中国居民膳食营养素参考摄入量（2023 版）》介绍，建议 18 岁以上成人每天摄入 $60\mu g$ 硒，每日可耐受的最大剂量是 $400\mu g$。动物肝脏和肾脏、海产品、肉类等含有较多的硒元素，这些都是很好的硒元素来源。但多吃含硒的食物并不一定可以补硒，因为硒的吸收利用率低，而且不同食物中的硒含量也不同。因此，老年人也可以选择适当的硒补充剂，如硒酵母等，以保证充足的硒摄入量。但是需要注意的是，补充硒的剂量应该适当，过量补充硒也有可能对人体造成损害。建议老年人在补充硒之前咨询医生的意见，并按照医生的建议进行补充。

（五）运动员为什么需要特别关注硒的补充

运动员训练水平的提高就是"疲劳—恢复—再疲劳—再恢复"的过程。在日常的高强度训练中，运动员机体主要产生以下的生理变化：高度的应激状态、肌肉强烈收缩以及心血管容积增大，并且伴随而来的是运动性疲劳的产生。运动员在长期的训练中，耗氧量可能达到静息状态下的几十倍，这时机体将处于氧化应激状态，并且产生大量自由基。机体为了适应剧烈运动引起的耗氧量急剧增加，在神经内分泌系统的调控下，会产生一系列的生理变化。例如，相关研究表明，我国篮球运动员体内血清硒的水平明显偏低，这可能是长期的运动训练导致的。运动员的竞技状态与其体内血清硒水平息息相关。另外，在小鼠实验中发现，运动过程中的老鼠能产生一种含硒蛋白，使大脑新生神经元增加。

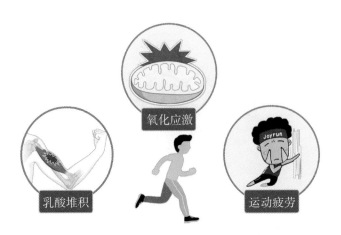

图 3 - 9 　运动产生多种损伤性生理改变

因此，科学干预运动员的生理过程，才能使运动员实现更高、更强、更快的目标。对经常大运动量的人群，适量补充硒有以下几个方面的帮助：

1. 硒能够增强运动能力

首先，硒能够提高机体红细胞的变形性。红细胞是运输氧气的细胞，剧烈运动时，氧气的需求量急剧增加。此时红细胞的变形性增加，使得其能够灵活通过毛细血管进行氧气的交换。其次，硒可以降低红细胞比容。当机体剧烈活动时，氧气会被大量消耗而供给不足，为了适应缺氧环境，红细胞会代偿性地增加。而硒通过增强红细胞的携氧能力，帮助机体适应缺氧情况，降低红细胞压积。最后，硒可以改善心肌的收缩性。硒可以增加心脏搏动时间，使得心脏搏出量、心血输出量增加，加强机体泵血功能，维持剧烈运动下的氧气供应。

2. 硒可以缓解身体疲劳

剧烈运动之后，机体耗氧量和能量需求急剧增加，从而无氧糖酵解增加，导致大量乳酸在肌肉组织内堆积，从而感到全身酸痛和疲劳，影响运动能力。补充硒后，可以有效抑制运动后体内的乳酸增加，同时促进运动后的乳酸清除，有效缓解疲劳，提高运动员的运动能力。

3. 硒可以调节运动后的免疫抑制

高强度的运动后，机体的免疫活动会显著下降，从而更容易患病。研究表明，适当补硒可以有效调节机体的免疫功能，增强运动员的细胞免疫或者体液免疫水平。

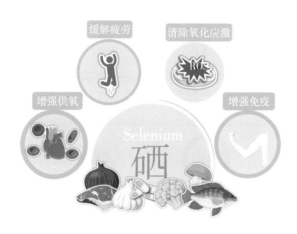

图 3 - 10　硒能通过多种途径缓解运动损伤

经常大运动量的运动员对营养素的需求会比普通人群要高。长期的运动训练使得机体需要更多的硒，对于长期训练而言，日常饮食内的硒水平无法达到硒适宜供给量的要求。因此，更应通过平衡膳食来确保各种营养素的供应，包括充足的维生素和矿物质，特殊情况下，也可选择相应的膳食补充剂。然而，不同体育项目的运动员可能有不同的需求，进一步研究各种运动员的硒需要量，有利于完善指导运动员的补硒方案，提高运动员能力，为国争光。

（六）搬进新家后为什么要补硒

装修房子的涂料及新家具等含有多种重金属，如铅、镉、汞等，这些氧化还原惰性金属会经呼吸道进入人体内，消耗细胞的主要抗氧化剂，尤其是含硫醇的抗氧化剂和酶，从而导致额外的 ROS 产生，进而损害细胞固有的抗氧化剂防御能力，并导致被称为"氧化应激"的疾病。此外，装修材料制造过程中使用到的黏合剂含有大量的甲醛，且涂料晾干过程中会释放氧化性物质如芳香类有机化合物和甲醛等。因此，搬进新家之后如何降低重金属与甲醛含量是值得思考的问题。市场上推出了各种各样的绿色环保油漆涂料，但是这些涂料在晾干过程中仍会产生大量的 ROS。

而硒是人体重要的微量元素，具有显著的抗氧化能力，可以减轻新装修的房子产生的有害物质对人体的危害，减轻"氧化应激"。因此，搬进新家之后，从外界环境考虑，我们需要保持室内通风，以降低室内的活性氧浓度；从人体自身上，可以考虑每日补 200μg 硒以有效降低体内活性氧含量。

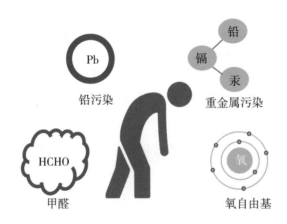

图 3-11 装修的多种因素导致人体免疫力降低

那么为什么补硒可以有效清除自由基，减缓装修带来的毒性呢？主要是由于硒在抗氧化方面有较大作用。

硒在人体内的存在形式主要是硒代半胱氨酸（Sec），Sec 是谷胱甘肽过氧化物酶等含硒酶或硒蛋白的重要组成部分，这些酶大多在生物体内有抗氧化的作用，可以防止细胞膜的脂类被过氧化物损害，从而保护细胞，维持人体的免疫系统。

此外，硒还可以通过调节信号通路（如 NF-κB、PI3-K/Akt/mTOR、p38 MAPK/Erk 等）来抑制机体氧化应激的发生。如果能够将硒纳米化或功能化，则可以在不同环境发挥更好的抗氧化功能，有研究将茶多酚把纳米硒功能化，能够非常有效地实现抗氧化并逆转化疗造成的肾损伤。同时有研究发现，硒对甲醛有拮抗作用，这是由于甲醛会对细胞产生氧化损伤，引起超氧化物歧化酶、谷胱甘肽过氧化物酶等活力下降，从而影响细胞抗氧化能力，而适量硒可以拮抗甲醛的氧化损伤。甲醛还能诱导细胞产生过量 DNA—蛋白质交联现象，这是一种遗传损伤，会有严重的致癌作用。此外，甲醛还会使得 NF-κB、AP-1 这两种因子的表达增加，从而引发自身免疫疾病、提高致癌风险等，而一定浓度的硒又可以抑制其过度表达，从而减轻甲醛对人体的伤害。

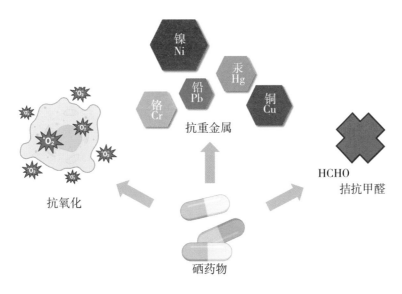

图 3 - 12　硒的抗氧化、抗重金属、拮抗甲醛作用

硒在人体内能与重金属如铅、镉、铬、砷等结合形成金属硒蛋白复合物，并将其排出体外，大大降低其危害，从而起到解毒和排毒作用。硒被称为理想的重金属和类金属"有效解毒剂"，因为硒与重金属之间存在特殊的拮抗作用，所以其与绝大多数的重金属毒性都可以产生拮抗作用。硒具有抗氧化、拮抗甲醛和抗重金属等功效，因此在搬进新家后，为了减少装修时甲醛、重金属等对人体的影响，除了通风透气外，还应该通过适当补硒来抵抗这些有害物质对人体的影响。

二、如何科学补硒

（一）硒的来源有哪些

1998 年，在中国营养学会组织下修订的"每日膳食营养素供给量"将硒元素列为每日膳食营养素，提出成年人对硒的摄入量应为每日 50 ~ 250μg。我国人均每日硒摄入量严重不足，贫硒影响着国民身体素质，应重视补充足量的硒，来维持身体的正常代谢。但是全国现在有多少人在补硒？

2005 年，"防治疾病，定量补硒"全国会议在人民大会堂召开。2006 年 12 月，湖南省启动"全民补硒工程"。2008 年 12 月 23 日，湖南省全民补硒工程启动两周年庆典大会在长沙召开，全省有 116 万人次接受补硒健康教育，110 万人开始主动补硒。

2011 年，广东省举办了中国全民补硒工程启动大会，出席大会的有国务院国资委、省政府、省商会等负责人，还包括呼吸病学学家钟南山院士。本次会议的参会领导、专家、企业家及新闻媒体等人员达 1400 余名。在此次会议上，张士力作为中国补硒协会会长详细介绍了我国严峻的缺硒现状，并围绕硒与人体健康开展了深入的讲解。本次会议的介绍促进了全民对营养元素硒的了解，呼吁重视科学补硒的重要性。

2013 年开始，国家卫生部将每年的 5 月 17 日定为中国全民科学补硒日，谐音"我要硒"。

《中国居民膳食营养素参考摄入量（2023 版）》中规定了成人硒推荐摄入量为每天 60 ~ 400μg。

而《中华人民共和国地方病与环境图集》的结论也证明了科学实施全民补硒工程的迫在眉睫：从东北三省起斜穿至云贵高原，占我国国土面积 72% 的地区存在一条低硒地带，粮食等天然食物含硒较少，全国有一半的人口存在不同程度的硒摄入不足，大约 7 亿人，其中严重缺硒人口为 4 亿人，最少有 6 亿人需要补硒。

在全球范围内，共有44个缺硒国家，其中中国属于严重缺硒国家。我国缺硒区域涵盖了中国22个省市区的行政区域，导致大面积缺硒的国情。我国经济相对发达的珠三角、长三角以及京津唐区域都属于缺硒地区，我国粮食主产区的黑龙江、吉林两省更是严重缺硒区。

有专家建议，人们应在日常饮食中适当地补充硒，并且选择高安全性、高吸收率的富硒补充剂。随着国家政策的出台及专家的号召，人们对于补硒的重要性越来越重视，也投身到补硒的事业中去。截至2022年，全国已有上千万民众实现了生活化补硒。希望人们今后能像补碘一样重视补硒。

此外，有专家表示缺硒地区居民更应注意缺硒带来的问题，并通过食用有效的富硒产品来防治。

人体缺硒的原因还有环境污染程度日益加深，导致对重金属有拮抗作用的硒大量流失。现代人主食过于精致，相对粗粮来说，其营养成分大量流失，这其中包括本来在农作物中含量就极低的硒的流失。烟草中的铅、镉、烟焦油、自由基等对硒等微量元素的拮抗吸收也是导致现代人缺硒的主要原因之一。饮酒加速硒的代谢、损伤肝脏，从而导致现代人缺硒。随着年龄的增长，一方面，人体吸收机能减退，对硒的吸收下降；另一方面，人体内的自由基逐渐增多，缺硒现象更加严重。上班族的工作压力比较大、精神紧张，以及生活不规律、上网过度等不良生活习惯，导致免疫功能下降，所以现代人对能够调节免疫功能的硒的需求量也在增加。

如前所述，硒参与人体多种生理功能，保护机体多种器官，具有提高免疫力、排毒解毒、延缓衰老、预防癌症、减轻放化疗痛苦等作用。人体缺硒会进一步氧化低密度脂蛋白胆固醇，导致血管硬化的加重，最终引起心脏扩张并损害心脏功能。因为硒不能通过人体自主合成，机体每天所需的硒必须通过饮食和硒营养补充剂来不断补充，可是补硒不像表面想的那么简单，如何根据现有的指南来科学补硒呢？

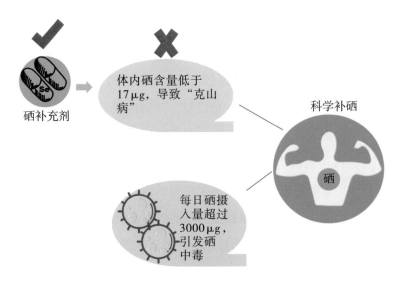

图 3 - 13　科学补硒的重要性

1. 首先要了解自己需要多少硒

《中国居民膳食营养素参考摄入量（2023 版)》指出，人体必需的微量元素有铁、碘、锌、硒、铜、钼、铬、钴 8 种，并制定了中国居民膳食微量元素参考摄入量。对硒的每日平均需要量、每日推荐摄入量、每日最高的摄入量都明确了标准。

在补硒时需要根据自己的情况和需要来制订补硒计划。表 3 - 1 是不同人群的推荐用量：

表 3 - 1　不同人群推荐补硒用量

人群	补硒用量（μg/d）	主要作用
癌症患者	200 ~ 400	抑制癌细胞的生长，减轻抗癌药物的毒副作用
接受放化疗的癌症患者	400 ~ 900	减轻放化疗及抗癌药物的毒副作用

（续上表）

人群	补硒用量（μg/d）	主要作用
肝病、肾病患者	250~350	可帮助肝脏分解与排出毒素，及时清除肝脏内的有害代谢产物
心脑血管病患者	250~300	可保护缺氧的心脑细胞，保护心肌和血管内壁细胞，减少外周血管阻力
糖尿病患者	300~400	保护和改善胰腺功能，防止胰岛细胞被破坏，尤其对糖尿病的并发症（白内障、下肢浮肿、心血管病、肾功能损害）等有很好的作用
久病不愈者	100~200	提高免疫力、修复受损细胞、恢复其正常功能、增强自愈力
孕妇、乳母	50~100	防止感染疾病，保证胎儿、乳儿的硒摄入量（牛奶的含硒量仅为母乳的一半）

人补充的硒在 50~200μg/d 为宜，最大不超过 400μg/d。适量摄入硒可以带来很多益处，如增强人体免疫系统、预防疾病、保护心脏健康等。

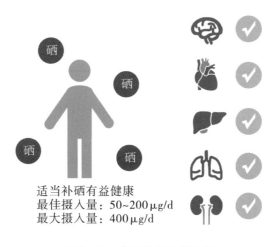

适当补硒有益健康
最佳摄入量：50~200μg/d
最大摄入量：400μg/d

图 3－14　补硒的最佳摄入量

2. 补硒时应遵循四大原则

（1）原则一：缺多少补多少。

人体长期缺硒会导致严重的疾病。当一次性摄入过高剂量的无机硒（≥20mg/kg）或长时间摄入 5～20mg/kg 水平的无机硒，就会引起急性或慢性中毒的症状，诸如脱毛、脱甲、四肢皮肤灶状充血、肿胀、溃疡、知觉迟钝、四肢麻木、全身瘫痪等。因此，每天摄入适量的硒至关重要。

（2）原则二：定量补充。

硒以微量存在于人体中。人们对硒的日需量也取决于年龄和性别等因素，可参考《中国居民膳食营养素参考摄入量（2023 版）》，而且不同人群，硒需求量也不一样。

①年龄不同，硒的需求量不同：婴儿（0～4 岁）硒每日补充剂量建议为 20～25μg；儿童（7～11 岁）硒每日补充剂量建议为 45～50μg；少年（14～18 岁）硒每日补充剂量建议为 50μg；成人（18 岁以上）硒每日补充剂量建议为 50μg。

②职业不同，硒推荐摄入量不同：经常使用电子产品如手机、电脑等，推荐每日硒补充量为 60～150μg；从事运输相关职业者，推荐每日硒补充量为 60～150μg；长期吸烟或被动吸烟、饮酒等人群，推荐每日硒补充量为 60～150μg；从事职业涉及有毒、有害物者，推荐每日硒补充量为250μg；运动员推荐每日硒补充量为 250μg。

③健康状况不同，硒每日补充剂量不同：健康人群，在正常饮食的情况下，可再摄入 60μg 硒以达到补硒的目的。亚健康人群，根据当地土壤硒含量及饮食习惯，建议适当食用富硒食品，以确保每天硒摄入量达到60～100μg。患病人群，根据所患疾病及肝肾功能情况，在医生指导下以血硒、尿硒含量来决定每日的硒补充剂量。此外，除了食用富硒食品外，还可以通过服用含硒制品来满足每日的硒补充量。

从表 3 - 2 中可看到：①不同年龄段的人，每天硒平均需求量不同；②11岁及以上的人，性别不同，每天硒平均需求量也不同；③孕妇和乳母每天硒平均需求量比普通人更多。其中，成人每天硒平均需求量为 50μg，

推荐摄入量为 $60\mu g$，最高摄入量为 $400\mu g$。因此，人们可以参考中国居民膳食营养素参考摄入量所推荐的每天硒平均需求量从饮食中摄入适当的硒。

（3）原则三：坚持正确的服用方法。

①正确的时间：一般服用的时间包括晨起、餐前、餐中、餐后、空腹和睡前，不按正确的时间服用，会影响药物发挥作用。服用时最好用白开水，一般为 $40℃\sim50℃$ 的白开水 $200\sim250mL$，因为水有保护和润滑食道的作用，同时能加速药物在胃肠道的溶解，促进吸收，加速排泄，减少毒副作用。

②正确的剂量：药物的疗效和安全性与其使用剂量密切相关，剂量不足时治疗效果不显著，剂量过大则会造成严重的毒性反应。硒的过量摄入具有一定毒副作用，正常人摄入超过生理需求 50 倍的硒就会有中毒的风险。

③正确的药物：购买富硒产品或药品，要在医生或者医师指导下，并在正规的机构购买。购买后要认真阅读说明书，并按照说明的使用方法、使用剂量和使用人群进行服用，以避免出现不良反应。服用时，应用温开水送服，避免干吞药片造成食道黏膜损伤等不良后果。服药期间禁止饮酒，酒精与药物相互作用不仅降低药物的疗效，还可能出现严重的肝损伤等副作用。胶囊形式药物不要嚼碎或掰开服用，以免降低药效或增加不良反应。

（4）原则四：坚持长期补硒。

置身于缺硒环境或自身硒吸收不足会导致人体长期缺硒，需要坚持长期科学补硒才可缓解或逆转缺硒的情况。因此，在专业人士的指导下，在合理剂量范围内，长期有效地补硒，才可安全有效地提高人体的硒含量，持之以恒才是保证人体健康、安全、长寿的秘诀。

补硒对人的健康生活十分重要，但是补硒的同时也得了解人体中硒的来源和其每日需求量。

硒是一种微量营养素，这意味着人体只需要少量的硒。硒是各种酶和蛋白质的重要组成部分，称为硒蛋白，它能防止人体内的细胞损伤和感染，还参与人体内许多生理过程。硒天然存在于食物中或作为一种补充剂。在食物中，它以有机形式存在，例如硒代蛋氨酸和硒代半胱氨酸。在膳食补充剂中，一般为无机形式的硒（亚硒酸盐和硒酸盐）。

人从食物和水中摄取维持正常生理功能所需的硒。硒主要来源于食物，食物中硒的含量根据其生长土壤的硒含量而有很大差异。土壤含量因地区而异。植物性食物从土壤中获取硒，这将影响食用这些植物的动物的硒含量。

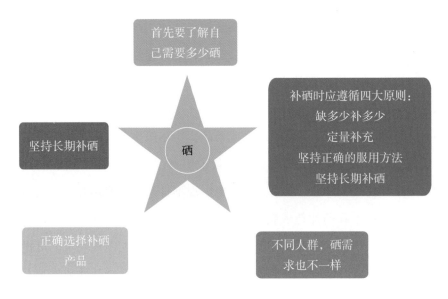

图 3 – 15　补硒的五大科学方法

补硒不是一蹴而就的，而是要作为终身事业持续跟进的。作为必需营养元素的一种，硒参与了机体的代谢，并被机体吸收、利用、转换和排泄。硒容易被机体排泄，所以每天都要补充足够的硒元素以维持机体的正常功能，尤其是缺硒人群或生在缺硒地带的人群，更应不断补充硒。硒通过直接参与抗氧化、代谢、炎症和免疫调节等多种生理活动而起着至关重要的作用。硒主要以有机硒的形式在生理活动中发挥各种功能，尤其是硒蛋白。补充后，硒在体内具有改善和激活机体免疫功能、抑制体内自由基生成、解除重金属毒性、辅助损伤修复、软化血管、清除胆固醇、改善血液循环、延迟衰老和预防多种疾病等作用。

3. 哪些食物富含硒

我们每天食用的食物中应有一定含量的硒以保证硒的摄取。同时问题也来了：哪些食物富含硒？

富硒食品可分为天然富硒食品和人工富硒食品，芬兰人发现通过人工补硒可以提高农作物中的硒含量。由于土壤的硒含量较低，芬兰自然种植的农作物的硒含量极低。过去，芬兰人平均硒摄入量仅为 $25\mu g/d$，是世界上摄入量最不足的国家之一。为了防止硒摄入不足引起的严重健康问题，1984 年，芬兰在该国使用的所有农业肥料中添加硒酸钠，通过提高土壤中硒的有效水平来提高农作物和动物饲料中的硒含量，从而改善芬兰人民的硒缺乏状况。土壤施硒计划启动后，芬兰于 1985 年开始了全国范围内的监测计划，结果显示施硒效果显著，谷物、动物饲料和各种食品中的硒含量不断增加，膳食硒摄入量也随之增加。

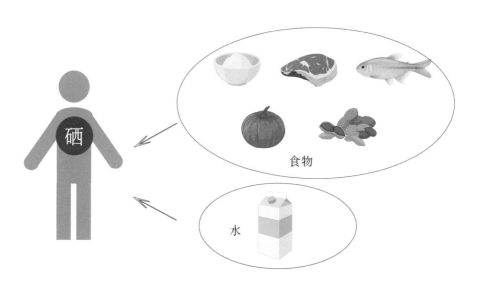

图 3-16 人体中硒的来源

表3-2 中国居民膳食微量元素参考摄入量

年龄/生理状况	铁 mg/d			碘 μg/d			锌 mg/d			硒 μg/d			铜 mg/d			钼 μg/d			铬 μg/d
0~0.5	—	0.3*	—	—	85*	—	—	2.0*	—	—	15*	55	—	0.3*	—	—	2*	—	0.2
0.5~1	7	10	—	—	115*	—	2.8	3.5	—	—	20*	80	—	0.3*	—	—	15*	—	4
1~4	6	9	25	65	90	—	3.2	4.0	8	20	25	100	0.25	0.3	2.0	35	40	200	15
4~7	7	10	30	65	90	200	4.6	5.5	12	25	30	150	0.30	0.4	3.0	40	50	300	20
7~11	10	13	35	65	90	300	5.9	7.0	19	35	40	200	0.40	0.5	4.0	55	65	450	25
11~14（男）	11	15	40	75	110	400	8.2	10.0	28	45	55	300	0.55	0.7	6.0	75	90	650	30
11~14（女）	14	18	40	75	110	400	7.6	9.0	28	45	55	300	0.55	0.7	6.0	75	90	650	30
14~18（男）	12	16	40	85	120	500	9.7	12.0	35	50	60	350	0.60	0.8	7.0	85	100	800	35
14~18（女）	14	18	40	85	120	500	6.9	8.5	35	50	60	350	0.60	0.8	7.0	85	100	800	30

（续上表）

年龄/生理状况	铁 mg/d			碘 μg/d			锌 mg/d			硒 μg/d			铜 mg/d			钼 μg/d			铬 μg/d
18～50（男）	9	12	42	85	120	600	10.4	12.5	40	50	60	400	0.60	0.8	8.0	85	100	900	30
18～50（女）	15	20	42	85	120	600	6.1	7.5	40	50	60	400	0.60	0.8	8.0	85	100	900	30
50以上（男）	9	12	42	85	120	600	10.4	12.5	40	50	60	400	0.60	0.8	8.0	85	100	900	30
50以上（女）	15	20	42	85	120	600	6.1	7.5	40	50	60	400	0.60	0.8	8.0	85	100	900	30
孕妇（1～12周）	15	20	42	160	230	600	7.8	9.5	40	54	65	400	0.7	0.9	8.0	92	110	900	31
孕妇（13～27周）	19	24	42	160	230	600	7.8	9.5	40	54	65	400	0.7	0.9	8.0	92	110	900	34
孕妇（≥28周）	22	29	42	160	230	600	7.8	9.5	40	54	65	400	0.7	0.9	8.0	92	110	900	36
乳母	18	24	42	170	240	600	9.9	12	40	65	78	400	1.1	1.4	8.0	88	103	900	37

* AI 值。

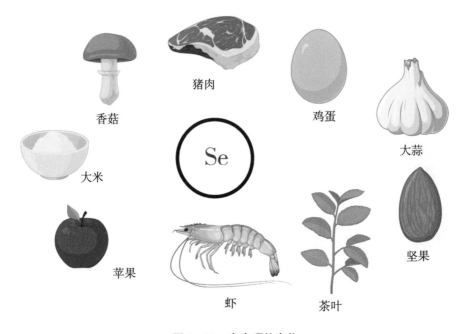

图 3-17　富含硒的食物

　　由于硒不能被人体合成，只能由外界摄取，因此坚持补硒非常必要。食用富含硒的食物可以增加硒的摄入量，研究者发现富含蛋白质的食物含有较高水平的硒，而低蛋白质的植物中则含有低水平的硒。饮食中硒的主要来源是谷物、肉类、奶制品、鱼类、海鲜、牛奶和坚果等食物。如图3-17所示，含硒量较高的食物有巴西坚果、谷物、蘑菇、鸡肉、牛肉、全麦面包、鱼、排骨、葵花子、海鲜等。富硒蘑菇是常见的富硒食品，因为蘑菇能将无机硒转化为重要的有机硒化合物，如硒蛋白、硒多糖、硒核酸等。

　　天然富硒食品，又称地源性富硒食品，是通过富硒土壤的栽培而获得的。富硒产品依靠土壤中富含的无机硒通过生物转化形成有机硒，很大程度上受到土壤环境的影响。中国湖北恩施和陕西紫阳（中国为数不多的两个富硒地区）土壤中生长出的富硒大米、富硒茶叶、富硒大蒜、富硒坚果等农产品均为天然富硒产品。湖南省新田县是"中国天然富硒农产品之乡"。人体摄入过量的硒会导致中毒，因此需根据中国居民膳食指南中硒的参考摄入量、人体需求量和安全摄入范围来确定富硒食品的摄入量。

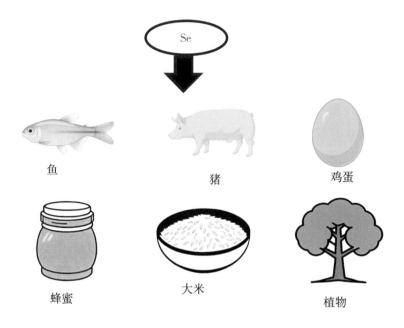

图 3 – 18   硒在自然界中的富集

　　富硒食品的人工转化分为植物转化、动物转化和微生物转化三种方式。这些方法将人工添加的无机硒转化为有机硒，从而生产出富硒食品。植物转化主要是通过种植富硒溶液浸泡过的种子，在植物叶片上喷洒含硒溶液，在富硒土壤中种植，或在非富硒地区的土壤中添加富硒肥料来强化植物的硒含量。硒的动物转化是在动物饲料中添加无机硒（亚硒酸钠和硒酸钠）或有机硒（硒蛋白、富硒植物、富硒微生物、富硒酵母等），通过动物富集在体内积累有机硒化合物获得富硒产品，如富硒乳制品、富硒鸡蛋、富硒蜂蜜、富硒肉制品等。微生物转化是利用微生物的合成转化，将无机硒与蛋白质、多糖等大分子活性物质结合成硒蛋白、硒多糖等有机硒，在微生物培养基中加入无机硒，生产富硒酵母、富硒真菌等含硒量高的产品。

（二）适合人体吸收的硒有哪些

　　硒缺乏会导致多种疾病，例如心脏病、克山病、癌症等。在硒的营养功能研究领域，相关进展也不断刷新，从缺硒则致命的各种硒缺乏症，到硒代半胱氨酸成为"第 21 种氨基酸"，硒蛋白是体内抗氧化防御系统的"总指挥"。亚硒酸钠是在 20 世纪 60 年代开始被使用。当时，科学家在美国中西部地区发现农作物当中硒含量很低，导致当地人群中出现了硒缺乏病。为了解决这个问题，研究人员开始使用亚硒酸钠等无机硒化合物作为硒补剂，以补充人体对硒的需求，但是随着对硒补剂的逐渐深入研究，发现有机硒的吸收率高于无机硒。硒元素在胃和大肠中几乎不吸收，其主要通过十二指肠吸收进入体内。从十二指肠吸收的硒首先进入血液，与血浆中的红细胞、白蛋白或 α-球蛋白结合，也结合于 β-球蛋白、血浆高密度脂蛋白或低密度脂蛋白，而有机硒的结合能力更强。所以人们逐渐转向使用有机硒补剂——硒酵母和硒蛋白。

有机硒形态包括硒酵母、硒甲基半胱氨酸、硒蛋白等。这些有机硒形态能够更好地被人体吸收和利用，因为它们结合了有机分子，比无机硒形态更容易被人体吸收和运输到各个组织器官。硒酵母是一种常见的有机硒形态，具有较高的生物利用度，常被用作硒的营养补充剂。硒酵母中的硒以蛋白质的形式存在，与人体内的硒蛋白结构相似，能够被人体更好地吸收和利用。此外，硒酵母中还含有一定量的有机硒化合物，如硒甲基半胱氨酸等，也有利于人体对硒的吸收和利用。硒酵母是一种常见的硒营养补充剂，具有较高的生物利用度和安全性。但是，人们需要根据自身的情况和医生的建议来决定是否需要补充硒。

随着科学技术的发展，一种新型硒补充剂被开发出来——纳米硒补充剂，这是一种利用纳米技术制备而成的新型研制品，不仅能够很好地被人体吸收，而且能发挥有机硒、无机硒特有的功能，如抗氧化、免疫调节等。最重要的是，它的生物相容性和生物安全性要高于无机硒和有机硒，同时保留较高的抗氧化能力和生物活性。针对硒元素防癌抗癌的功能，暨南大学及广东省纳米化学创新药物工程技术研究中心历经三代人积累，近五十人的科学家团队潜心研究，由本书主编陈填烽教授团队发明了新一代纳米硒技术，攻克了纳米硒工业化大生产的技术瓶颈。纳米硒胶囊是由暨南大学技术入股孵化的科技型企业——广东暨创硒源纳米研究院有限公司

（下文简称"广东暨创硒源"）研发而成，纳米硒源，区别于其他硒源主要体现在以下四点：①高效、安全的补硒产品：显著提高免疫系统应答，实现协同抗肿瘤、抗氧化效果；②高安全性：所使用的原料全部来源于食品；③高稳定性：可稳定 2 年以上，完全符合产品开发的要求；④生物利用度高：人体吸收利用率高达 98% 以上。

无机硒主要是硒酸钠和亚硒酸钠，其在肠道先和有机配体进行配位结合再进入体循环。但人体肠道内存在多种金属无机盐和有机分子竞争配体，这极大影响了无机硒的吸收。此外，无机硒稳定性较差，易与金属和微生物等发生反应，利用率偏低。长期补充无机硒有可能出现毒副作用，例如脱发、脱甲等症状。临床中，硒中毒主要是由于机体通过皮肤或呼吸直接或间接地接触大量的无机硒，其原因包括职业、地域等，甚至还可能由于饮食和药物滥用。为此，无机硒在 19 世纪 80 年代被美国规定禁止在食品和动物市场相关生产活动中使用。

相较于传统的无机硒，生物有机硒具有安全性强、人体吸收率高的优势，是目前安全有效的补硒方式。研究发现，有机硒具有辅助其他药物的功能，不会影响其他药物的疗效，因此可替代无机硒作为一种良好的硒补充剂。有机硒基于其化学结构在人体具有更高的生物利用度。例如，富硒酵母、硒化卡拉胶、富硒食用菌粉、硒蛋白都属于有机硒。除此之外，第三类生态硒为有机硒更新换代的衍生物，即我们常见的碎米荠硒、麦芽硒、玉米胚芽硒，此类硒相比前者在生物体内的含量更稳定，并且具有相应的保健作用，其中碎米荠硒、麦芽硒、玉米胚芽硒的功效也有着较大的区别。有机硒为活性硒，而后者生态硒常常作为储备硒；有机硒在大部分群体当中都可以被吸收利用，储备硒则存在一定的局限性，仅能被健康人群所用，亚健康及患病人群吸收转化率低，所以食用后起效不明显。

单质硒化学价态为 0 价，通过原子簇形式结合形成纳米态，其作为人体营养素或药物时，具有非常高的利用率。纳米硒经肠道进入体循环后很快被血浆蛋白和血红细胞吸附。其可被血红细胞代谢并还原形成硒醇基，从而与血浆蛋白形成非特异性反应。α 和 β 球蛋白均表现出较强的硒亲和力，可与多种血浆蛋白结合。在血浆内，1%～2%硒与 GPx 相结合。实验证明，0 价态纳米硒在体内 2 小时后就会转化为含硒氨基酸，调控硒蛋白，持续发挥抗氧化和免疫调节作用。

（三）如何科学选择补硒产品

当人体硒含量不足且日常饮食不能摄入足够硒时，就必须通过含硒食品或产品补充硒。但各种硒产品的硒形态不同，其生物利用度也不一样，因此选择富硒产品时，应提前查看产品的资质和技术应用，只有优秀且质量过硬的补硒制剂才是补硒的最好来源。

1. 市场上有哪些硒补充剂

补硒主要是为了改善免疫力，提高抗氧化能力，缓解身体疲劳等。硒对于人体健康至关重要，那么如何补充硒呢？最开始人们通过一些食物来补充硒元素，如谷物、肉类、蛋类、海鲜等，这些食物中含有不同量的硒，可以满足人体对硒的需求。随着科技发展，补硒的方法也逐渐科学化，包括通过膳食补充和适当的营养补充剂来补充硒元素。例如，通过食用富硒食物，如巴西坚果、全麦面包、鸡蛋等，以及服用含有硒的保健品来补充身体所需的硒。而对于硒补充剂，无机硒是人们最早的补硒方式。无机硒是无机化合物，如硒酸钠和亚硒酸钠，其在肠道先和有机配体进行配位结合再进入体循环。但人体肠道内存在多种金属无机盐和有机分子竞争配体，这极大影响了无机硒的吸收。无机硒稳定性较差，易与金属和微生物等发生反应，生物利用率偏低。此外，无机硒的生物安全性较低，其安全剂量范围较窄，容易在体内形成过高的血药浓度，损伤机体。后来人们发现，通过植物与动物对硒的吸收与转化的硒氨基酸、硒蛋白等有机形态硒，能以主动运输的机制被肠胃所吸收，被吸收后可迅速被人体利用，有效地改善人体的血硒状况，补硒效率高。研究发现有机硒元素不与其他药物产生拮抗作用，可与药物同服，是良好的硒补充剂，这也是富硒农产品和富硒食品生产的科学基础。近年来，科学家构建了一种新型纳米硒。纳米硒是一种 0 价态的硒原子组成的纳米颗粒，其在肿瘤细胞中可消耗还原性物质转化为高价态硒，促进肿瘤细胞氧化损伤，实现抗肿瘤作用。相反的，纳米硒在正常细胞中转化为 - 2 价含硒氨基酸，促进硒蛋白合成，维持正常细胞的生理功能。因此，与有机硒和无机硒相比，纳米硒具有更高的活性和更高的生物安全性。在日常补硒时，建议食补为主、药补为辅，会看标签、科学补硒。随着人们对硒的认识逐渐深入，加之国家的重视，富硒农产品、富硒食品的种类日益增多，我国富硒农业正在迈向高质量发展阶段，也正在走向国际化。

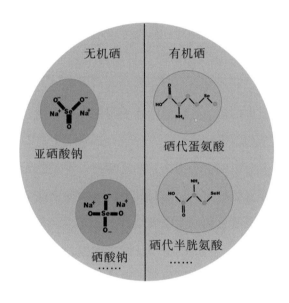

图 3 - 19　硒补充剂的分类

　　市场上的硒补充剂多种多样，每一种都能够补充人体所需的硒元素，但是不同硒补充剂有很大区别，人体对它们的吸收转化效率和硒进入体内所发挥的生物作用都是大不相同的。市场上存在的硒主要包括：①无机硒盐。例如亚硒酸钠，临床上主要用于防治癌症，也可用于治疗高血压、冠心病、心肌炎、克山病、大骨节病等疾病，是常用的硒元素补充剂。口服后硒主要在小肠被吸收，特别是在十二指肠部分，胃和大肠几乎不吸收，全血硒含量平均为 0.008 ~ 0.032ppm。其还通过形成谷胱甘肽过氧化物酶分解过氧化物，防止细胞膜脂质的过氧化破坏反应，保护细胞膜、肝线粒体膜、微粒体膜及溶酶体免遭损害，并能消除自由基，从而保护机体，起到提高免疫力的作用。但是亚硒酸钠属无机硒，若服用过量会导致硒中毒。无机硒在体内必须转换成容易被吸收的硒蛋白形式，而肠道内存在多种元素与硒竞争有机配体，所以大大影响了无机硒的吸收，所以说无机硒并不是最优质的硒补充剂。②富硒酵母。这是通过加入含硒化合物来培养酵母，酵母在生长过程中吸收大量无机硒，并且与酵母中的蛋白质有机结合，慢慢转化为生物硒，其主要成分为硒代蛋氨酸，使其更容易被人体吸收利用。富硒酵母的蛋白质含量较高，且富含 B 族维生素和多种矿物质，能够提供全面的营养支持。此外，富硒酵母的口感良好，易于食用，适合各类人群补充硒元素。补充富硒酵母可以降低肝癌、胃癌等癌症的发病率。同时，富硒酵母能够提高血清免疫球蛋白水平，还能增强动物对疫苗或其他抗原产生抗体的能力，增强巨噬细胞的吞噬作用，提高免疫力，增强对疾病的抵抗能力。富硒酵母是一种半有机硒，生物安全性对比无机硒有所提高，但是其有机硒含量不高，还是存在一定量的无机硒，并且富硒酵母产生的有机硒种类较多，需要对其进行生物安全性分析，总的来说硒酵母对比亚硒酸钠具有更高的生物安全性，但还远远不足。③纳米硒。作为一种新型硒形态，由于其结构为 100 纳米颗粒，使其比无机硒盐和有机硒化合物更易被细胞吸收，从而展现出更高的活性与更低的毒性。④植物活性有机硒。主要以植物有机硒的形式存在，土壤中的硒被高聚硒植物吸收并且结合植物的蛋白质，使得植物有机硒含量大于 96%，通过蒸馏提取植物中的硒蛋白，没有有害溶剂。这种有机硒生物活性高、吸收利用率高、完全溶于水，安全、无毒、无副作用，是最安全有效的硒补充剂。甲硒胺酸和硒代半胱氨酸这两种氨基酸是硒在动物体内最常见的形态，其中甲硒胺酸无法由人体合成，仅能由植物合成后经摄食再经消化代谢而获得。例如广东暨创硒源开发的富硒蛹虫草片，将硒补充剂与虫草联合起来，发挥硒代胱氨酸与虫草腺苷的协同作用，转化为人体必需的第 21 种氨基酸，大大提高人体免疫力。纳米硒作为暨南大学自主研发并实现转化的产品被团队用作营养液，结合培养基的营养成分如米糠、牛奶等，在高标准、严要求的养殖条件下培育蛹虫草，最后利用安全的手段提取硒蛋白。并且有研究数据表明，蛹虫草的活性成分含量在纳米硒的培养下大幅度提高——硒含量达到 $100\mu g/g$ 以上，有机硒 $\geqslant 90\%$。其中，硒代胱氨酸（人体谷胱甘肽过氧化物酶的活性中心）$\geqslant 19\%$，比同行业富硒产品高 5 倍以上。不只富硒蛹虫草，广东暨创硒源另外一种富硒植物相关产品——富硒茶也有很好的补充硒的效果。在茶树种植培养过程中，利用茶树纳米硒叶面施肥技术将硒吸收转化为茶叶中的有机硒，不仅提升了茶叶的口感，也提高了茶的营养价值。

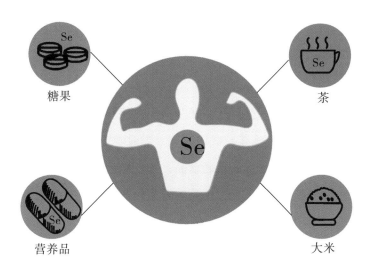

图 3-20　市场上的硒补充剂

总的来说，硒与人体免疫力息息相关，虽然硒在人体的总量不高，但是人体许多代谢活动、免疫防御、解毒功能都缺不了它。它不到场，活动就无法进行，事情更无法解决。由此看来，在生理情况下，硒扮演着举足轻重的角色。适当补充硒，对人体的免疫力有很大的益处！

2. 如何选购硒产品

随着关于硒的普及和推广越来越多，广大人民开始重视补硒，更多的人愿意主动补充硒元素来护理自己的身体。那么，市场上有这么多硒产品，我们该如何选择？

首先，我们要区分硒的形式。理论上，市场上硒的各种来源都可以被人体吸收和利用，以实现其生物功能，但不同形式的硒产品在使用剂量、方法和毒性方面存在明显差异，代谢途径也不相同。因此，要选择好的硒产品，作为消费者首先必须区分硒的形式，知道什么是有毒的，什么硒可以被吸收和利用，什么硒容易被身体代谢。

无机硒产品主要有两种形式：硒酸钠、亚硒酸钠。无机硒主要来源于金属采矿副产品，包括硒酸钠和亚硒酸钠。亚硒酸钠能够通过体内的生物转化参与亚硒酸的编码，但随着应用范围的扩大，亚硒酸钠的毒性逐渐成为限制其使用的一个重要因素，因为到目前为止，亚硒酸钠几乎不再直接应用于人类临床。它现在仅用作富含硒的农产品的硒源和动物饲料添加剂，以及仍然使用亚硒酸钠的更传统产品，但不再直接用作微量元素补充剂和健康食品。

有机硒产品主要有四类形式：第一类，直接食用富硒食品，如富硒猕猴桃、富硒鸡蛋、富硒莲雾、富硒苹果、富硒大蒜、富硒茶、富硒大米等。第二类，用于深度加工的富硒食品，如富硒麦芽、富硒螺旋藻、富硒灵芝、富硒益生菌等。第三类，食品营养强化剂，如硒酯多糖（硒化卡拉胶）、硒酵母、硒蛋白、纳米硒、富含硒的食用蘑菇粉。第四类，具有明确结构和稳定含量的小分子有机硒品种，如硒代蛋氨酸、硒半胱氨酸、L-硒甲基硒代半胱氨酸（L-硒）。

第一、二类有机硒虽然含有活性硒，但其生物学功能较低，不足以影响亚健康人群，医疗保健价值不够直接，对真正需要硒补充剂的个体没有直接影响。

第三类机硒，包括植物硒、麦芽硒、硒化卡拉胶和硒酵母，市场上通常称为第二代硒，这些硒源中的绝大多数硒被编码为硒氨基酸进入蛋白质。麦芽硒与硒酵母相对相似，它们在亚硒酸钠存在下使用大麦和酵母进行加工，亚硒酸钠在生物上转化为麦芽或酵母的蛋白质序列，但实际上在生产过程中，麦芽和酵母中会有一定量的亚硒酸钠，这是造成风险的一个重要原因。

第四类有机硒，除了亚硒酸钠和单体硒之外，我们想补充说明的是含硒蛋白质，这种硒的主要成分是硒蛋氨酸，事实上，人体中硒的有效存在形式是 L-硒代半胱氨酸，这是哺乳动物中硒的存在形式与酵母硒的存在形式之间的区别，因此它们之间有明确的遗传界限。另一方面，硒主要在消化系统中被降解转化吸收，吸收率和程度因人而异。

纳米单质硒，硒化学价态为 0 价的单质硒，具有较高的生物活性和纳米尺寸。纳米单质硒的成分主要是硒元素，具有简单、明确的化学式。此外，由于化学价态 0 价同时具有还原性和氧化性的特点，纳米单质硒在机体内更容易被转化为具有活性的含硒氨基酸，具有较高的生物利用度和安全性。

目前，第四类有机硒作为市场上最常用的硒源，能有效编码硒蛋白中的硒氨基酸，理论上能够成为有机硒源。在国内市场中，现今获批的补硒剂有亚硒酸钠、硒酸钠、硒蛋白、富硒使用菌粉、L-硒－甲基硒代半胱氨酸、硒化卡拉胶、富硒酵母等。因此，我们选购硒产品时，应优先选择安全性较高的有机硒或纳米硒。此外，基于不同的功效选用不同的复合补硒产品，能达到增强免疫力、抗氧化、提高运动能力等效果。

（四）持续补硒是否会像吃其他保健品一样加重肝肾负担

随着人们对美好生活的向往和需要日益增强，市面上的保健品如雨后春笋般出现，其宣传的功效吸引了一大批消费者前来购买。但随着服用时间的延长，部分消费者出现了不适的情况，严重者甚至出现恶心、呕吐、腰痛等症状，去医院检查后发现肝肾出现了一定程度上的炎症和损伤。这些事件的发生，使越来越多的人开始重新审视现在市面上的保健品，担心其会增加肝肾的负担。

肝脏是人体中十分重要的器官，在人体中担任了十分重要的角色，机体中许多生命活动都离不开肝脏。肝脏具有许多功能，主要为代谢、解毒、合成胆汁、发挥储备功能以及蛋白质的合成等。肝脏参与包括糖代谢、脂肪代谢和蛋白质代谢等多种代谢过程，对维持血糖水平、脂质平衡和氮平衡具有重要意义。肝脏可以清除体内的毒素和代谢废物，包括药物、酒精等，将其排出体外，完成解毒的过程。肝脏也是胆汁的主要产生器官，胆汁对体内脂肪的消化和吸收及对体内代谢废物的排泄有着十分重要的作用。肝脏是人体的重要储能器官，其可以储存如糖原、维生素等多种营养物质，以应对体内能量需求的变化。人体内许多十分重要的蛋白质也是在肝脏合成的，如凝血因子、激素和输运蛋白等多种血浆蛋白。若肝功能受到损害，则会对血糖调节、血液过滤、胆固醇代谢、调节免疫等功能产生影响。肝脏能通过合成或分解糖原的方式，使血糖维持在正常范围内，也可以接受来自消化道的血液，将其中的有害物质进行过滤和净化，以维持血液的清洁。肝功能受损，血糖便不能维持稳定，将会导致高血糖及其后续一系列疾病的产生，此时消化道的血液也无法得到净化，导致代谢废物在血液中堆积。肝脏也同时参与调节胆固醇的合成、运输和排泄，以维持胆固醇平衡。肝损伤后，人体胆固醇的稳态将无法得到维持，将会导致胆固醇高等一系列问题。日常生活中爱喝酒的人体检一般都会报告出胆固醇这项指标的升高，原因便是酒精在肝脏代谢，并对肝脏造成了损伤。肝脏在免疫系统中也起着十分重要的作用，参与多种免疫调节。肝脏损伤后，人体的免疫力会降低，这也就是肝脏损伤病人在生活中比正常人更容易感染的原因。

肾脏同样也是人体中十分重要的器官，其主要的作用和功能是排出机体代谢终产物。肾脏还能通过对机体水电解质进行调节来达到酸碱平衡，同时也具有调节动脉血压等功能。排出人体代谢终产物，这是肾脏十分重要的功能，在人体的正常生命活动中，机体会产生许多的有害物质，这些有害物质如果不能有效地排出，就会对人体产生危害。而这些有害物质，可以通过肾脏发挥功能并以尿液的形式排出体外。肾脏也通过尿液的方式来调节机体的水电解质和酸碱平衡。肾脏通过肾小球滤过、肾小管和集合管重吸收，把原尿中大部分的水重吸收进入血液中。而且可以通过机体对钾、钙、磷等离子的吸收和排出来实现人体中的离子稳态，同时机体中的酸碱平衡也是通过尿液的排出进行调节。肾脏同时也能调节动脉血压，在肾脏血流量减少时，肾脏通过分泌肾素，使体内的血管紧张素原转换成血管紧张素Ⅱ和醛固酮，在其作用下血压得到升高。肾脏分泌的前列腺素可以增加肾血流量，促使血压降低。在这两者的调节下，肾脏的动脉血压得到稳定。

肝脏和肾脏都对人体有很重要的意义，当肝脏和肾脏出现异常时，会大幅度地影响人们的生活质量。所以现在人们对于保健品是否会增加肝肾负担这个问题才如此关注。

李大爷在退休之后迷上了保健品养生，一开始只是购买一两种。自从感染了两次新冠病毒后，他买了多种号称可增强免疫力的保健品，每天都要吃上五到六种。在连续吃了大半年后，李大爷发现自己的身体不仅没变好，还经常感觉身体疲劳、乏力，胃口也越来越差。在察觉到情况不对后，其子女陪同去了医院检查，结果发现肝功能受损，总胆红素严重超标，医生当即建议他住院治疗。

王女士是一位在营销策划公司上班的白领，由于经常熬夜加班，她总是感到身体疲惫，四肢无力。在浏览网站时看到深海鱼油具有提高记忆力、增强免疫力等功效，她希望此药物能够对自己的身体有所补益，于是购买了一箱深海鱼油。然而，出乎意料的是，在连续服用了两个月后，王女士开始出现头晕、恶心、呕吐，同时伴随着腰酸无力、疲惫不堪等症状。最终经过医院检查，发现她的肌酐等指标超标，诊断为肾炎。

为什么服用保健品会对肝脏、肾脏产生负担，导致炎症和损伤的产生？这是因为部分保健品中含有天然产物提取物、化学制剂等，具有较高的毒性，在体内需要经过肝脏代谢和肾脏排泄。如若长期摄入可能导致肝肾细胞损伤。同时还因为大部分保健品可能为了便于运输与储存，通常含有防腐剂等添加剂，如果长期大量服用，会导致肝肾负担加重，影响肝肾功能的正常运行，严重时还可能会导致肝肾功能衰竭，甚至引发生命危险。

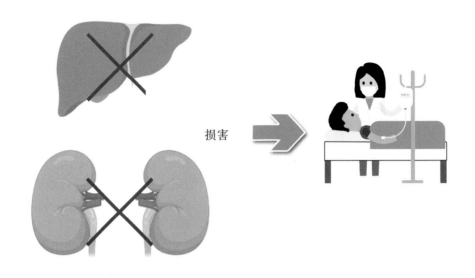

损害

图 3 - 21   肝肾损伤的危害

　　现在市面频频报道保健品加重肝肾负担的情况，这同时也让人们产生疑问：持续补硒是否会像吃其他保健品一样加重肝肾负担？人体每天都要通过饮食摄入适量的硒，以维持人体的正常生命活动。它可以促进甲状腺素的合成，帮助维持心血管系统、免疫系统和生殖系统的正常功能。同时，硒元素还具有抗氧化作用，能够中和人体中的氧自由基，减缓细胞的衰老和一些持续性的炎症反应。尽管硒元素在人体中的含量很少，但它在许多生命过程中发挥着至关重要的作用。

　　适当摄入硒是十分有益于人体健康的，硒元素可以维持人体的生命体征，促进人体新陈代谢。同时硒是某些酶的主要组分，如 GPx（谷胱甘肽过氧化物酶）是人体内最重要的过氧化物分解酶，它能催化 GSH（谷胱甘肽）变为 GSSG（氧化型谷胱甘肽），使有毒的过氧化物还原成无毒的羟基化合物，从而保护细胞膜的结构及功能不受过氧化物的干扰及损害。同时，对于人体的重要代谢器官——肝脏和肾脏，硒可以促进肝肾细胞的生长，维持其正常功能状态。在患病情况下，补硒可以缓解症状，改善患者生活质量，如慢性肝炎患者长期补充硒元素后，其肝脏损伤程度会有一定程度的缓解；对于慢性肾功能障碍患者，补硒可以降低体内的丙二醇含量，进而在一定程度上恢复 GPx 的活性，清除肾脏部位过多的氧自由基，进而保护肾脏。因此，无论是对于健康人抑或某些罹患慢性疾病的患者而言，适当补硒对身体都是有益的。

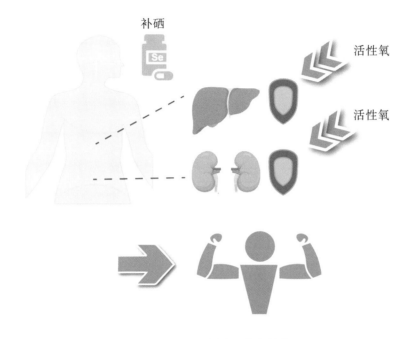

图 3 - 22　硒具有肝肾保护作用

当然，过度摄入硒有害。我国虽是一个缺硒大国，72% 的地区都为低硒地区，但随着国内人口生活水平的不断提高，一部分人开始盲目地摄入各种微量元素。摄入任何物质都要把握适度原则，倘若过量，会对人体造成伤害，尤其是与代谢紧密相关的肝肾。曾有一项发表在 *Toxicology and Applied Pharmacology* 上的研究发现，大鼠在长期暴露于高浓度的硒环境中后，出现了肾脏的功能障碍。另一项发表在 *Hepatology* 的研究表明，超高剂量的硒对大鼠的肝功能产生了不良影响，引起了严重的门静脉周围肝细胞变性和坏死。同时还有一些其他研究显示，过量摄入硒会引起心肌细胞的损伤。因此，在补硒的同时，我们也要注意不要过度摄入。

总而言之，适量补充硒元素不会加重肝肾负担，甚至可以帮助肝肾正常工作。硒元素具有抗氧化作用，可以中和氧自由基，减缓细胞的老化和减轻炎症反应。已有研究表明，补充适量的硒元素可以降低肝脏病变的风险，预防脂肪肝、肝硬化等疾病的发生。同时也有相关研究人员提出适量补充硒有保护肾脏、利于排毒、预防肾病发生等益处。

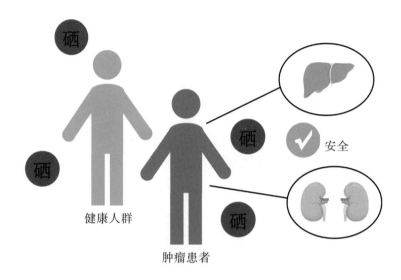

健康人群

肿瘤患者

安全

图 3 - 23　适量补硒并不会对肝肾造成损伤

参考文献

1. 化学（九年级）. 北京：人民教育出版社，2012.

2. 杨克敌. 微量元素与健康. 北京：科学出版社，2003.

3. 雷新根，王福俤. 硒：分子生物学与人体健康. 北京：科学出版社，2018.

4. 华岩. 硒·生命的营养素. 北京：北京大学出版社，2015.

5. 黄开勋，徐辉碧. 硒的化学、生物化学及其在生命科学中的应用. 第2版. 武汉：华中科技大学出版社，2009.

6. 中国营养学会. 中国居民膳食营养素参考摄入量. 2023版. 北京：人民卫生出版社，2023.

7. DOLPH L H，ULRICH S，PETRA A T，et al. Selenium：its molecular biology and role in human health，Springer，2016.

8. WANG J，et al. Selenium：from fluorescent probes to biomedical application，Coordination chemistry reviews，2023（493）.

9. ZOU B，et al. RapidSelenoprotein activation by selenium nanoparticles to suppresses osteoclastogenesis and pathological bone loss，Advanced materials，2024.

10. LAI H，et al. Universal selenium nanoadjuvant with immunopotentiating and redox-shaping activities inducing high-quality immunity for SARS-CoV-2 vaccine，Signal transduction and targeted therapy，2023，8（88）.

11. CHANG Y，et al. Precise engineering of a Se/Te nanochaperone for reinvigorating Cancer radio-immunotherapy，Advanced materials，2023.

12. JIANG O，et al. Oral hydrogel microbeads-mediated in situ synthesis

ofselenoproteins for regulating intestinal immunity and microbiota, Journal of the American chemical society, 2023, 145 (22).

13. XIONG Z, et al. Intracellular redox environment determines cancer-normal cell selectivity of selenium nanoclusters, Angewandte chemie, 2024.